미래 의학으로 가는 길

통합의료

미래 의학으로 가는 길

통합의료

이시형 · 선재광 지음

다온북스

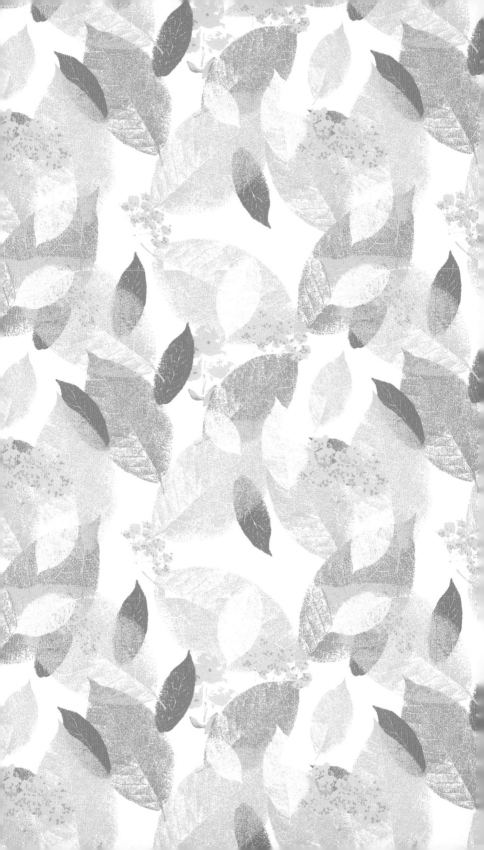

미래 의학으로 가는 길

근대 서양의학이 인류 사회에 끼친 공헌을 누가 부인하겠습니까. 근대 서양의학의 태동은 그야말로 젊은 의사들의 야심찬 휴머니즘에서 출발했습니다.

프랑스 혁명보다 몇 년 앞서 1780년대 즈음 파리 병원 설립에서 근대 서양의학이 태동되었으니 200년 남짓의 역사입니다. 혁명적인 젊은 열정가들이 모여 자유, 평등, 박애 정신에 따라 이상적인 의료를 실행하겠다는 숭고한 이념에 따라 근대 서양의학은 시작되었습니다. 그때까지 봉건사회는 의사는 권력자 집에 주치의로 활약했으며 일반 대중은 그런 의료 혜택은 받을 수 없었습니다.

이들 젊은 의사 그룹이 그런 낡은 전통을 뿌리치고 새로운 의료를 시작한 것입니다. 그들의 슬로건은 '인간을 보지 말고 병을 보라'였습니다. 통계학적 공중위생의 지식도 병행하여 과학적으로 대상을 분석하고 분류하게 되었습니다.

'환자의 사회적 신분이나 입장과는 관계없이 한 사람의 환자로서 병 그 자체를 본다.' 즉, 그들은 병 그 자체를 보고 고치는 데 전념했습니다. 그런 기운은 선진국을 비롯하여 전세계 의료계로 급속히 퍼져나갔습니다. 응급이나 큰병을 고치는 데 혁혁한 공을 세웠지요.

그러나 200년이 지난 지금 처음의 순수한 인간적인 면도 차츰 가시고 병만 볼 뿐, 그 인간의 배경이나 삶의 질은 보지 않게 되었습니다. 의료 풍토가 처음의 순수한 이상과는 달리 많이 풍화風化되어 버렸습니다. 나무만 보고 숲을 놓친 격이 되었지요. '수술은 성공했는데 사람이 죽었다.'는 이야기는 근대 서양의학의 한 단면을 보여주고 있습니다. 인간을 하나의 물物로 보고 디지털로 검사하여 약품에 의존하는 의료로 변모되었습니다. 한 사람으로서 인간적 존엄이나 즐거움, 감정 등은 생각도 하지 않는 듯합니다. 고장난 기계를 고치는 데 그칩니다. 인간이 아니고 병만 보는 잘못을 저지르고 있습니다.

사람들이 차츰 서양의학의 한계를 느껴 전통의학으로 회귀하는 시대가 되고 있습니다. 물론 전통의학에도 한계는 있습니다. 그래서 전통과 근대를 합친 통합의료가 대두되고 있으며, 차츰 자리 잡혀가고 있다는 게 세계적인 의학의 추세입니다.

우리가 미래 의학의 한 길을 제시하는 의미에서 졸저를 내놓습니다. 아직도 통합의료는 겨우 첫걸음 단계입니다. 본 저서를 쓰는 데 많은 전문가들이 참여하여 좋은 의견을 주셨습니다. 그분들의 의견을 존중하여 저작 부분 말미에 이름을 병기하였습니다. 감사합니다.

이시형, 선재광

차례

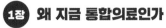

2부. 통합의료로 자연 치유력을 높이는 방법

1장 면역을 좌우하는 음식의 모든 것

2장 활기를 되찾는 몸 활용법

1부

주목받는 대체의료

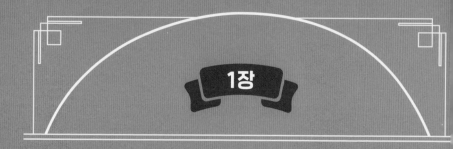

왜 지금
통합의료인가?

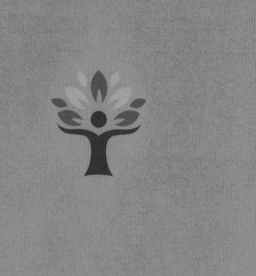

근대 서양의학의 한계

내가 의과대학에 다니던 시절, 1950년대는 대체의학이나 통합
의료라는 말조차 들어본 적이 없다. 오직 한 길, 현대 서양의학만
있었다. 의대를 마치고 공군 군의관으로 복무하면서도 그 길뿐이
었다. 복무를 마치고 외국인을 위한 미국 의사면허시험 역시 전형
적인 현대 서양의학 지식을 터득해야만 했다. 그리고 인턴 과정을
거쳐 정신과 전문의 수련 과정을 하면서 작은 의문이 싹트기 시작
했다. 정신과 약물치료에 대한 회의가 들었다. 부작용만의 문제가
아니다. 환자들은 차츰 약물에 대한 의존증이 생기면서 정작 자신
이 왜 이런 병을 앓게 되었는지 생각하지 않고 당장 손쉽고 효과

가 빠른 약물에만 의존하게 되었다.

수련을 마치고 귀국 후에도 이런 문제는 심각한 화두로 떠올랐다. 서양의학은 기본적으로 심신心身 이원론二元論에 입각한 해석인데 반해 동양의학에서 심신은 하나다. 이 갈등은 정신과 수련에서 많이 해결되었다. 특히 내가 수학했던 예일YALE 대학의 Dana Clinic은 정신신체의학 상담이 주 임무였다. 정신적인 스트레스가 육체적인 위궤양을 만든다는 정신과적 보고는 서양의학계에 적잖은 충격을 주었다. 정신과 신체는 떼려야 뗄 수 없는 밀접한 연관이 있다는 것이 증명된 셈이다. 적잖은 신체 질환이 정신적 스트레스에 기인한다는 사실은 인정하면서 그 치료는 주로 약물에 의한 서양의학의 기계론적 접근이 주였다.

스트레스성 질환이란 생활환경에서부터 환자의 전체를 연구하지 않으면 병의 정체를 알 수 없다. 치료도 수박 겉핥기다. 서양의학은 만성적인 스트레스성 질환에 대해서는 무력하다. 그로인한 당뇨병, 고혈압 등 만성적인 질환에 대해 현대 서양의학은 한계에 부딪힐 수밖에 없다. 물론 급성 질환에 대한 서양의학의 처치는 탁월하다.

그렇다면 다양한 의료 체계나 네트워크를 이용한 좀 더 종합적인 대응이 필요하지 않을까? 이런 생각은 대부분 의사가 하는 고민이다. 종합 병원에 장사진을 치고 기다리는 환자들을 위해 종합적이고 통합적인 새로운 의료 시스템이 개발되어야 한다는 것이 내 생각이었다. 그래서 탄생한 것이 힐리언스 선마을이다. 종합적인 의료 체계를 확립하기 위해서 서양의학과 한의학은 물론이고 여러 가지 대체의학 분야의 인사까지 초빙해 15명 내외의 연구회가 결성되었다. 동시에 삼림森林 치료 포럼이 결성되어 숲속에서의 자연 의학 터전이 마련되었다. 일본과 한국의 산림 과학 연구원의 적극적인 참여로 아주 활성화되었다.

일본의 대체의학 권위자 오비스 요이지 교수는 선마을 건설 현장을 둘러보면서 많은 참고 격려 말씀을 해주셨으며 비슷한 생각을 하는 아쓰미 가즈히코, 야마모토 다쓰다까 교수를 소개해주셔서 많은 것을 배울 기회가 있었다. 그리고 내가 사사한 도호 대학의 아리타 히데요 교수도 몇 차례나 선마을에 체재하면서 정신과 학회에서 세로토닌에 대한 강의를 해주셨다. 우리 선마을도 많은 발전적 변화가 있었지만, 결론은 통합의료의 실현이다.

국내에서도 대체의학으로 출발하여 〈보완통합의료회〉가 결성되면서 많은 학자가 참여하여 질 높은 연구 논문이 발표되었다. 그러나 대체의학은 워낙 분야가 넓어서 정규 의대가 아닌 유사 학과가 일반 대학에서 개설되었으며 민간에서도 유사 의료 행위가 우후죽순처럼 솟아났다. 의료법 위반으로 고발당한 곳도 있다.

우리는 차제에 통합의료에 대한 실태를 파악하여 난립하고 있는 의료 체계를 정비할 필요가 강력히 대두되었다. 한의학 선재광 박사와 함께 정리하는 한편, 통합의료를 현장에서 시행하고 있는 조병식 원장이 가필함으로써 알찬 결실을 맺게 되었다.

우리가 제기하는 통합의료에의 제언이 그대로 의료 현장에 받아들여지진 않을 것이다. 그러나 '이렇게 고민하고 생각하는 의사도 있구나' 하는 생각이라도 들었으면 하는 바람이다.

배운 대로 해보니

내가 통합의료와 인연을 맺게 된 것은 어릴 적부터였다. 내가 자란 대구 팔공산 두메에는 의원이 없었다. 지금도 없는 무의촌이다. 누가 아프면 한학자였던 할아버지가 소위 조약(가정에서 처방, 조제하는 약)을 처방해 먹었던 것이 인연이었다. 그리고 본격적으로 관심을 두게 된 것은 미국에서 정신과 전문의 수련 과정에서부터였다. 불면증 환자에겐 수면제, 불안증 환자에겐 안정제, 우울증 환자에겐 항우울제를 처방하는 것은 아주 간단했다. 문제는 그렇게 끝나는 것이 아니고 차츰 환자들이 약물에 의존하게 되고 나중엔 거의 중독 상태에 빠지는 경우도 있었다. 몇 차례 처방으로 좋아지는 환자도 있었지만, 의존증이 생기기 시작하면 문제가 심각해질 수 있다.

약물보다 정신치료가 중요하다. 짧은 경험에도 쉽게 나온 결론이다. 이런 갈등은 귀국 후에도 계속된다. 더구나 한국의 보험 수가로는 정신치료를 충분히 하기엔 시간이 턱없이 부족했다. 폭증하는 환자에 비해 보험 수가는 턱없이 낮았다. 월급을 제대로 받으려면 '3시간 대기에 3분 진료'를 할 수밖에 없었다. '이건 아닌데…' 계속 떠오르는 회의로 괴로웠다. 거기다 대학은 군사 정권 반대 시위로 연일 시끄럽더니 드디어 어느 날 27명의 학생이 무더기로 정학과 퇴학을 맞는 사태가 벌어졌다. 더는 가만히 있을 수 없었다. 교수직 사표를 내고 서울 고려병원으로 옮겼다.

난 당시 테니스에 흠뻑 빠져 있었다. 그래서인지 허리 디스크가 심해졌다. 어느 날 의사 파트너가 더는 테니스를 안 하셔야겠다고 선언했다. 결국 디스크 수술로 결론이 났다. 그렇게 수술 전 처치를 다 받고 기다리는데 문득 떠오른 생각이 있었다. "이놈아, 의사란 놈이 제 몸 하나 관리 못 해서 약을 먹고 수술을 받아? 안돼, 넌 좀 더 고생을 해봐야 해!" 이런 생각이 들자 병동을 몰래 빠져나와 엉금엉금 기어서 집으로 돌아왔다. 그때 내 생각은 병원 진료실에 장사진을 이루고 있는 환자들도 자기 생활 관리를 잘 못해서 저 고생을 하는 것이 아닌가, 예방을 위한 교육으로 병원에 안 가도 되는 사람으로 만들어야겠다고 스스로 약속했다.

내 나이 40대 후반이었다. 난 그때부터 틈틈이 자연 의학에 관한 공부를 하기 시작했다. 서양의학과 통합된 새로운 제3의 의료원을 설립해야겠다고 생각했다. 그게 오늘의 힐리언스 선마을이다. 여기는 아무런 의료 시설도 없다. 생활습관을 개선하여 현대 의학에서 난치병, 만성 질환이라 불리는 생활습관병을 예방하고 치유하는 데 의의를 두고 있다.

의학은 크게 두 가지 방향으로 발전해왔다. 크게는 치병 의학과 예방 의학이다. 병이 나면 병원에서 치료를 받는다. 치병 의학, 소위 근대 서양의학 분야이다. 한국은 이 분야에서 세계적 수준이다. 또 다른 방향은 예방 의학이다. 이 부분에서 우리는 취약점을 가지고 있다. 한국인 자체가 모든 면에서 예방 의식이 부족하다. 교통사고, 화재 등 안전사고나 건설 현장의 붕괴 사고 등 우리보다 많은 곳이 또 있을까? 이 점에서 건강도 마찬가지다. '설마 내가?' 하는 턱없는 낙관주의가 예방에 대한 의식을 무력화시킨다. 도대체 뭘 믿고 저러는지 참으로 답답하다.

흡연 한 가지만 봐도 우리의 허술한 예방 의식은 혀를 차게 만든다. 해롭다는 것을 뻔히 알면서 폐암으로 젊은 나이에 세상을 떠나는 동료를 보면서도 금연은 못 한다. 그리고 우리는 예방에 관한 생각이 부족할 뿐만 아니라 또 한편 병원에 대한 의존증이 너무

강하다. '병 나면 병원에 가면 되지.' 하는 아주 안일하고 수동적인 자세다. 우리가 병원에 가는 것은 약을 타러 가는 것이다. 약이나 먹고 의사 지시대로 하면 된다는 안일한 자세다. 하지만 이래선 예방도 치유도 안 된다. 알다시피 고혈압, 당뇨병 등 생활습관병을 만드는 것은 환자 자신이요, 따라서 고쳐야 할 사람도 환자 자신이라는 사실을 잊어선 안 된다.

이번 코로나19 사태를 겪으면서 우리가 입은 피해는 심각하다. 그래도 한 가닥 위안이 되는 것은 국민의 예방 의식과 함께 면역의 중요성을 깨닫게 된 점이다. 그리고 우리나라의 국격이 껑충 올랐다는 사실이다. 소위 선진국에서도 사재기 열풍이 불었지만, 우리 생필품 가게는 조용했다. 그리고 세계 어느 나라보다 우리 방역체계가 아주 모범적이었다. 불편을 감수하고 정부 지침에 잘 따라준 국민에게 의료인으로서 존경과 감사를 표한다. 우리는 이번 코로나19 사태를 기점으로 능동적이고 적극적인 자세로 자신의 건강은 자신이 책임진다는 의식으로의 전환이 절실하다.

우리는 지금 세계에서 가장 빠른 속도로 초고령 사회로 진입하고 있다. 이 시점에서 정말 중요한 것은 한마디로 예방이다. 집이야 무너지면 다시 짓지만, 건강은 무너지면 끝장이다. 이제 우리의 평균 수명은 83세지만 100세 시대가 멀지 않았다. 2007년생의 절반은 104세까지 산다는 것이 의학 통계로 밝혀졌다. 이젠 장수가 문제가 아니다. '헬씨 에이징Healthy Aging', 즉 건강한 고령자가 되어야 한다. 불행히도 평균 수명보다 건강 수명이 10년이나 짧다. 건강 없는 고령은 재앙이다. 그러나 딱하게도 누굴 믿어서도 안 되는 사회 환경이다. 자기 건강은 자기가 책임져야 하는 시대이다. 구체적으로는 자기 건강 상태를 항상 섬세히 모니터링 해야 한다. 심신혼心身魂에 작은 변조變調를 잘 살펴 큰 병으로 발전되기 전 미병未病 상태에서 예방적 진료를 받아야 한다. 그러기 위해선 홀리스틱Holistic 건강관을 지녀야 한다.

홀리스틱을 직역하면 '전체적, 포괄적 조화'를 의미한다. Holos란 고대 희랍어에서 유래된 말인데 '전체성'을 의미하며 Holos를 어원으로 하는 영어에는 치유Heal, 건강Health 등이 있다. 예부터 건강이나 치료, 의료란 것은 한 사람 한 사람의 전체상을 아는 게 대단히 중요한 의미가 있다.

홀리스틱 의학은 인간의 마음, 몸, 혼의 3위 일체의 균형을 중시하는 '전인적 치료'여야 한다는 것이 임상의로서 다년간의 경험에서 우러나온 결론이다. 그런 정신이 살아 있는 것은 소위 전통의학이라 불리는 동양의학, 아유르베다가 대표적이다. 유럽에서도 나라에 따라선 홀리스틱 의학이 지켜져 내려오는 전통이 있다. 그러던 것이 과학의 발달과 함께 약과 수술을 주된 치료 수단으로 하는 현대 의학으로 바뀌고 있다. 전통적인 서양의학은 수천 년의 역사가 있지만, 근대 서양의학의 역사는 200년 남짓이다. 허브나 아로마 등 자연이 주는 약초로부터 화학 합성된 화학물질로, 복합적 성분에서 단일 성분으로의 변화된 근대 서양의학은 아주 별개의 의학으로 보인다. 전통적 홀리스틱 의학과 현대 서양의학은 전인적 의학 대 장기 의학이어서 대립 관계에 있는 것처럼 보이기도 한다.

현대 서양의학은 과학적 합리성을 근거로 급성 질환 등의 치료로 인류에게 해온 공헌은 절대적이다. 하지만 여기에도 한계가 있다는 것이 모든 의료진의 한결같은 지적이다. 특히 만성병, 난치성 질환 등 소위 생활습관병의 진료에는 무력한 상태가 노출되고 있다.

지금은 현대 서양의학의 본거지 미국에서도 이 점을 중시, 의과대학 교과에서도 대체의학과 자연 의학 등의 강의가 개설되고 있으며 임상 분야에서도 EBM^{Evidence Based Medicine} 중시에서 최근엔 NBM^{Narrative Based Medicine}도 중시하고 있다. NIH(미 국립 보건 연구소)에서도 이에 관한 연구를 위해 막대한 예산이 투입되고 있다. 실제로 일반인(의료 소비자)도 병원에 가기 전 여러 가지 대체요법에 지출하는 비용이 현재 병원 의료비를 능가한다는 보고도 있다.

이런 흐름으로 볼 때 바야흐로 의학의 최근 조류는 근대 서양의학과 전통의학을 합친 '통합의료'로 향하고 있는 것으로 보여진다.

향후 서로의 약점을 보완하고 강점을 병용함으로써 균형 잡힌 전인적 의료는 물론이고 예방적 차원의 미병 상태까지 의료의 개념을 넓힐 수 있을 것이다. 의사들이 자신의 전문 분야 문을 활짝 열고, 여러 가지 대체의료에 대해 개방, 조율, 조화, 균형 잡힌 시각으로 대하는 태도가 중요하다.

대체의료가 주목 받는 배경

현대에 들어 과학이 혁명적으로 발전하고 의술과 과학이 결부됨에 따라 의술과 과학을 동일시하는 경향이 생겨났다. 그로 인해 의사들은 환자를 만날 때의 환자의 생활습관이나 개인의 특성 등의 중요성을 망각하고 환자들을 인격체로 대하기보다 기계가 분석하는 방법에만 의존하는 경향이 있고 환자와 교감에 큰 신경을 쓰지 않는다. 환자를 치유하기보다는 증상을 완화하는 치료에 중점을 둔다.

의료 산업은 어느 나라든지 가장 큰 비중을 차지하는 산업이며, 단일 산업으로는 가장 큰 사회적 자원을 소비하고 있다.

하버드 보건대학원에서 1994년 실시한 조사에 따르면 응답자의 18%만이 미국의 의료제도에 만족하고 있으며, 대체의학이 점점 대중 속으로 파고들고 있었다. 응답자 1,539명을 대상으로 한 연구에서 34%가 지난 한 해 동안 최소한 한 번 이상 대체의학을 이용하였다고 대답하였으며, 거의 모든 사회 집단에서 대체의학을 찾고 있었지만 부유하고 교육 수준이 높은 50세 이하의 저 연령층 백인들이 가장 많이 대체의학을 이용하였다. 보고서의 저자들은 매년 모든 형태의 의료기관을 이용하는 8억 1,300만 명 중 반수 이상이 대체요법을 이용한다고 추정하였다.

서양의학이 가장 발달한 미국에서 대체의학을 찾는 이유는 무엇일까?

기존의 의학이 환자들에게 고통을 주는 문제들을 잘 해결해 주지 못하기 때문이다. 통계로 볼 때 현재 미국에서 의사를 찾는 환자들의 약 25%만이 문제를 해결하며, 나머지 75%의 환자들은 소위 과학적인 의술로는 문제를 해결하지 못하고 있다.

그들은 여러 전문의들을 찾아다니면서 값비싸고 침습적인 의료 장비를 이용하여 치료해보지만 결국 실망하고 서양 의술을 벗어나게 된다.

일반적으로 서양의학에서는 적절한 검사를 하고 검사한 내용을 컴퓨터가 분석하여 진단이 내려지면 거기에 맞는 치료를 한다. 인체가 그런 검사로 모든 병이 진단이 되고 그런 검사로 진단된 내용을 바탕으로 치료를 하는 것이 최선의 방법일까? 인체는 그렇게 단순하지 않으며 최선의 치료라고 생각하지 않는다. 소위 말하는 의학적 사실도 단지 생물학적 근사값일 뿐이다. 결과 데이터나 예후도 통계학적인 것이고, 그것을 개별 환자에게 적용할 때는 항상 다양한 선택들 중에서 하나를 골라 치료를 하는 것이다. 경험이 많은 의사들은 임상에서 나타나는 여러 문제들이 과학적인 데이터가 단지 참고의 대상이라는 사실을 잘 알고 있다.

많은 의학적 데이터들은 대단위 연구 집단을 대상으로 한 역학적 연구를 바탕으로 한다. 그러나 의사는 항상 한사람 한 개인을 상대하고 있으며, 그 개인이 항상 통계학적 정규 분포 곡선 속에 포함된다는 보장은 없다. 통계는 확률적 진실을 말할 수는 있지만 개인의 다양한 특성은 묵살하고 희미하게 만들어 버린다.

통계적 데이터는 포괄적으로만 제시되므로 각 개인별로 독특한 방법이 필요하며 치료를 위해서는 어떤 교과서에도 나와 있지 않은 임상적 문제들도 다루어야 한다. 의사는 막연하고 포괄적으로 기술된 데이터들을 찾는 일을 중단해야 한다. 확신이 서지 않을 때 환자에게 하는 조언은 애정 속에서 행해져야 한다. 그렇게 할 때만 의사는 결정에 따르는 불안과 고통을 극복할 수 있다.

환자를 효과적으로 관리하기 위해서는 실제 경험과 유사 사례의 연구, 그리고 상식의 실천 차원에서 접근이 필요할 수 있다. 물론 의사가 하는 처방이나 조언도 어떤 가능성에서 나오는 이야기이므로 참고는 필요하다.

19세기 이전처럼 전통의학과 서양의학이 서로 대립 항목으로 구분되는 상황은 점점 사라지고 있다. 마치 19세기에 서양의학이 근대 의학의 이름으로 동아시아에 수용된 것과 마찬가지로 이제 대체의학이 세계화의 이름으로 동아시아에 물밀듯이 들어오고 있기 때문이다.

히포크라테스 의학은 원래 그리스 사회의 주류 의학을 비판하면서 대안 의학으로 등장했다. 그리스 변방에 위치했던 코스 섬에서 태어나서 의학을 배웠던 그는 아테네의 주류 의학과는 다른 의술 방식을 제시하였다.

서양의학사를 볼 때 이런 양상은 결코 히포크라테스 의학에만 해당되지 않았다. 의학 사상사의 관점에서 보았을 때 서양의학은 경험론과 합리론이 서로 교차하면서 주류를 이루어왔다. 다시 말해서 경험론에 입각한 의학 지식이 정통 의학의 자리를 차지하고 있을 때, 합리론적 의학이 대체의학으로 등장하였고, 그 반대도 마찬가지다.

이렇게 볼 때 서양의학사는 동아시아 의학사와 달리 정통의학 대 대체의학 사이의 대립의 역사였다고도 볼 수 있다. 결국 대체의학은 1970년대 이후 서구사회에 독특하게 나타났던 의학 지식이 아니었음을 알 수 있다.

현대 대체의학의 선구자로 일컬어지고 있는 프란츠 메즈머는 인체와 모든 사물이 지니고 있는 자기적 성질에 주목하였다. 자기적 성질을 이용하여 치유하는 메즈머리즘은 후에 기독교 과학에 근거한 의학의 기초가 되었다.

사무엘 하네만의 동종요법은 '독은 독으로 푸는 것'과 같은 유사성의 법칙이다. 그리고 약은 극소량으로 복용해야 효능을 높일 수 있으며, 거의 모든 질병은 금지된 욕망의 결과라는 것이다.

자연 속의 식물을 이용하여 질병을 치유한 사무엘 톰슨은 모든 사람이 자신의 몸을 스스로 치유하는 의사가 될 수 있다고 주장한다.

장로교 목사였던 빈센트 프리스니츠는 위생의 의미를 확대하여 음식, 성, 술, 의류 등과 같이 일상 생활을 절제함으로써 건강을 회복할 수 있다고 주장하였다. 19세기 당시 주류 의학에 대해 비판적 입장을 취하면서 대안적인 의학 지식과 의술 방식을 정립하였다. 이처럼 대체의학은 19세기 주류 서양의학에 대응하여 발달해왔다.

대체의학 중에서 가장 이론적 기반이 탄탄했던 것으로 알려진 동종요법은 19세기 후반에서 20세기 초까지 미국 사회에 의학적 영향력을 상당히 끼쳤다. 미국에서 1879년 황열병이 창궐했을 때

뉴올리온즈 지방에서 동종요법으로 치료한 1,945명의 환자들은 불과 5.6%의 사망률을 보인데 비해, 기존의 치료 방법으로 치료한 경우 사망률이 16%에 이르렀다. 이 당시에 미국 최고의 기업가였던 존 록펠러, 발명가 토머스 에디슨, 소설가인 마크 트웨인 등 사회의 유력한 지도자들이 앞 다투어 동종요법을 지지했다.

정통의학교가 76개였던 1880년만 하더라도 동종요법을 포함한 대체의학을 담당하는 의학교가 미국의 주요 도시들에 생겨나면서 무려 22개가 되었다. 1900년에는 동종요법 의학교만 22개로 붙어났다.

하지만 〈미국의학협회〉가 제약회사들과 함께 동종요법을 포함한 대체의학 치료사들을 불법적인 진료 행위로 단정하여 이들을 억압하고 배제하는 전략들을 수행하면서 미국 대중들에게 큰 영향을 끼쳤던 동종요법은 1930년대에 제도권 의학에서 완전히 사라지게 되었다. 이렇게 20세기를 전후하여 의학적 헤게모니를 둘러싼 과정에서 대체의학이 미국사회에서 힘을 잃게 된 이유는 내재적 원인과 외재적 요인으로 구분하여 설명할 수 있다.

대체의학은 전일론적 패러다임을 지향하기 때문에 환원론에 근거한 실험의학 방법론을 거부함에 따라 대중들로부터 과학적 정당성을 획득하지 못했다. 그러나 이런 내재적 이유보다 훨씬 중요한 두 가지 외재적 요인이 존재한다.

첫째, 서구 열강이 아시아, 아프리카, 라틴아메리카에 대해 식민 지배를 관철해가는 과정에서 세균학을 앞세운 주류 의학이 그렇지 않은 대체의학보다 효율적인 전략이었기 때문이다. 대체의학이 지향했던 자연의 치유력에서는 주류 의학만이 굳이 근대적일 필요가 없었다. 자연의 치유력은 서구 사회 뿐만아니라 동아시아와 같은 사회에서도 이미 오랫동안 존재해왔기 때문이다. 자연에 대한 지배를 통해 생산력을 발달시켜 왔던 서구 열강들은 자연을 통제할 수 있는 실험 의학을 서양의학으로 삼을 수밖에 없었다.

둘째, 주류 의학에 의해 생산되는 의료 상품은 자본주의 시장에서 잉여 가치를 용이하게 확대 재생산할 수 있는 반면 대체의학은 상대적으로 그렇지 못하기 때문이다. 근대적 병원의 등장은 한편으로는 세균학의 발달에, 다른 한편으로는 자본주의의 발달에 크게 좌우되었다. 어느 한쪽이라도 이루어지지 않았다면 근대적 병원은 지금보다 더디게 발전했을 것이다. 의사의 전문적 판단보다는 환자의 생활철학이 더 중요시 되는 대체의학의 경우에는 굳이 근대적 병원이라는 하드웨어가 필요 없다. 록펠러 재단의 경우에서 보듯이 자본가들은 대체의학보다는 주류 의학에서 자본 축적을 더욱 용이하게 할 수 있었다.

미국에서의 이런 상황과 달리 프랑스나 독일과 같은 유럽 사회에선 서양의학이 주류 의학으로 자리를 잡았음에도 불구하고 이에 못지않게 대체의학도 19세기 이래 유럽 사회에서 의학적 공간을 충분하게 확보했다. 이 점이 유럽과 미국의 차이다.

요컨대 서양의학의 정치적 힘, 경제적 토대 그리고 과학적 성격이 어우러지면서 만들어진 근대 의학에 의해 대체의학은 미국사회에서 1970년대까지 그늘 속에 묻혀 있어야 했다.

제2차 세계대전 이래로 약 30년간 '의학의 황금기'를 구가해왔던 미국에서 1970년대부터 '의료의 위기'가 광범위하게 나타나면서 의료 소비자 및 환자들은 대체의학 시장으로 몰려들었다.

이런 상황에서 동아시아 의학이 추구해온 전인론적 패러다임은 대체의학과 정확하게 부합되었기 때문에 대체의학 시장은 점차 확대되었다. 세계 인구의 절반 이상을 차지하는 중국, 인도, 인도네시아, 일본, 한국, 대만 등 동아시아 의료시장까지 포괄할 수 있게 되었다.

마찬가지로 동아시아의 전통의학 시장도 기존의 동아시아에만 국한되지 않고, 유럽과 미국에까지 크게 확대되었다.

통합의료가 필요해

병원에는 약을 타러 간다. 근대 서양의학에선 약은 대체로 화학 제품이다. 그리고 복합 성분에서 단일 성분이다. 문제는 의사들의 처방은 대체로 여러 가지 약을 많이 주는 소위 Poly Pharmacy라고 해서 가짓수도 많지만 양도 많다. 일본에선 먹다 남긴 약, 소위 잔 약이 연간 수백억에 달한다는 보고도 있다. 우리도 별로 다르지 않을 것이다. 특히 고령자의 처방은 그야말로 한 보따리다. 습관성을 비롯해 약화 사고도 일어날 가능성이 크다.

이보다 심각한 문제는 환자가 병원에서 진찰을 받고 약을 타서 먹기만 하면 안심해도 된다고 생각하게 된다. 너무 병원에 의존한

나머지 수동적이고 무능하게 만든다. 다시 말하지만 소위 생활습관병을 만드는 자도 환자 자신이요, 치료자도 환자 자신이다. 여기서 분명히 해둘 말이 있다. 약은 병을 고치지 못한다. 치료자는 약이 아니라 모든 사람이 타고 나는 자연 치유력이다. 우리 인간에게 내재한 위대한 자연 치유력을 믿어야 한다. 의사는 약을 바르고 처방하고 꿰매는 것으로 치료가 잘 되게 도와주는 사람이지 의사는 치료자가 아니다. 치료자는 환자 자신이다.

자연 치유력은 크게 3가지로 나뉜다. 첫째, 항상성의 기능이다. 환경이 어떻든 우리 몸은 항상 일정한 균형이 잡혀있어야 한다. 추울 때 몸을 부르르 떨어 근육을 움직임으로써 체온을 올려주고 더울 때 땀을 흘려 체온을 떨어뜨린다. 덥다고 계속 냉방에 오래 있으면 땀샘 기능이 위축된다. 잠시도 더운 곳에 있지 못하고 바로 냉방실로 뛰어 들어간다. 냉방병이라는 병도 생겼다. 이런 사람이 군대에 가거나 더운 지방으로 여행을 간다면 자칫 열사병에 걸릴 수도 있다. 땀샘 기능이 제대로 작동하지 않기 때문이다. 따라서 항상성이 무너지면 건강이, 그리고 사람이 무너질 수도 있다.

둘째, 조직 재생의 기능이다. 상처가 났다. 출혈이 있다. 그러나 조금만 있으면 출혈이 멎고 딱지가 앉고 딱지가 떨어지면 흉터가 생긴다. 이것도 시간이 지나면 없어지고 조직은 원래대로의 모습으로 회복된다. 이 모든 치료적 과정은 우리 몸이 스스로 하는 중요한 기능이다. 의사가 약을 바르고 꿰매는 것은 치료를 돕기 위해 하는 행위이지 치료자는 아니다. 치료는 누가 하느냐? 우리 몸의 조직 재생의 기능이 치료자다. 의사가 없이도 낫는다. 시간이 좀 오래 걸릴 수는 있다.

세 번째는 면역기능이다. 코로나19가 유행할 때도 환자와 함께 지내도 코로나에 안 걸리는 사람도 있고 걸려도 무증상 혹은 감기 정도의 가벼운 증상으로 넘기는 사람도 있는가 하면 죽음을 맞게 되는 사람도 있다. 왜 이런 차이가 있을까? 면역력의 차이다. 이런 면역도 타고나는 것이지만 코로나처럼 처음 당해보는 것에 대해서는 어떻게 대처할 것인지 자세한 처방이 없다. 이럴 땐 타고난 자연 면역력으로는 부족하고 새로운 획득 면역이 출동해야 하는데 그게 백신이다. 우리 몸은 이렇게 자신을 방어할 수 있게 완벽한 프로그램이 잘 발달해 있다.

의학은 한마디로 자연 치유력을 튼튼히 하는 연구를 하는 학문이다. 불행하게도 현대인은 과학 문명의 발달, 환경 파괴, 생활습관의 난조 등으로 이 중요한 자연 치유력이 약해져 가고 있다. 이를 보강하기 위해선 현대 서양의학의 급성 발병이나 치병 의학적 접근으로서는 한계가 있다. 그래서 현대 의학에선 이를 난치병, 불치병으로 치부한다.

약해져 가는 자연 치유력을 보강하려면 현대 서양의학적인 접근보다는 전통의료가 더 효과적이다. 사람을 치유한다는 것은 과학적인 방법으로선 도저히 설명되지 않는 부분이 너무 많다. 그러나 자연 치유력 등 생명의 신비한 능력을 실감하고 임상에 응용하여 치유 효과를 얻고 있는 의료인도 많다. 모든 인간이 평등하게 갖추고 있는 위대한 힘, 자연 치유력이다.

히포크라테스도 '인간은 누구나 몸속에 100명의 명의를 가지고 있다.' '우리 몸속에 있는 자연 치유력이야말로 진짜 병을 낫게 하는 것이다.'라고 했다. 앞에도 언급되었지만, 서양에도 전통의학이 수천 년 이어져 오고 있으며 현대 서양의학은 엄밀한 의미에서 생각이 전혀 다르다.

현대 서양의학은 '나타난 증상을 어떻게 억제할 것인가?'에 초점을 맞춰 급성적 병상엔 효과적이지만 만성 질환이나 근본적 치료에는 한계가 있다. 따라서 현대 서양의학은 고장이 난 장기에만 주목하는, 부분을 보는 '장기 병변 의학'이라 부른다. 거기에 반해 동서양 전통의학은 화학 합성물, 단체 성분인 약 대신 천연의 복합 성분을 쓰는 차이가 있다. 전통의학은 수천 년의 역사와 경험이 축적된 의학으로서, 그 지역 독자적인 의학으로 발전된 점을 고려할 때 그 땅에 사는 사람들의 생활에 뿌리가 박힌 의학이다. 따라서 전통의학은 개인을 여러모로 보는 전인적Holistic 의료이다. 이 부분이 현대 서양의학과는 아주 다른 점이다.

자연 치유력은 특별한 마법이 아니라 지구상 모든 생물이 가지고 있는 능력이다. 그 능력을 높여줌으로써 균형 잡힌 심신으로 돌아오게 하는 스스로의 힘이다. 약이 없어도 낫는다는 것을 아는 순간 자기가 살아 있다는 것을 실감할 수 있다. 현대 서양의학에서 만성병, 난치병으로 간주하는 생활습관병을 미병未病이라는 아름다운 이름으로 부르고 있는 것이 동양 전통의학이다. '지금은 아직 병은 아니지만, 이 생활을 계속하면 언젠가는 병이 된다.'라는 예방을 잘하라는 경고성 메시지도 담고 있다.

이제 장수나 평균 수명은 큰 문제가 아니다. 문제는 건강 장수다. 평균 수명과 건강 장수의 성별 차는 현재 통계에서도 대체로 남성 9세, 여성 12세로 추정하고 있다. 이 기간은 일할 수 없는 상태이므로 수입을 얻을 수 없는 기간으로 계산하고 생활 설계를 해야 한다. 그 뿐 아니라 거동도 불편해서 누군가에 의존하지 않으면 안 되는 참으로 불편하고 괴로운 시간이다. 인생 최후의 10년, 보호를 받아야 하는 시간은 본인은 물론이고 가족도 고생이고 정부도 넉넉잖은 나라 살림에 걱정이 크다. 갑자기 불어난 초고령 인구, 그리고 세계 최저의 저출산, 사상 초유의 심각한 사태가 곧 우리 앞에 벌어진다. 난 기회가 있을 때마다 평생 현역으로 뛰어야 한다고 역설해왔지만, 이 기간만큼은 제해야 한다. 이상적으로는 건강 수명을 최대한 연장해야 한다고 생각하지만 그러기 위해선 평소의 예방 의학적 차원에서 자신의 컨디션을 체크하고 건강 상태를 개선할 필요가 있다. '약을 먹었으니 안심이다.'라는 생각은 예방 의학이 아니다.

WHO에서 발표한 건강의 정의는 '병이라든가 약해진 상태도 아닌 육체적으로나 정신적으로, 그리고 사회적으로도 건강이 충실한 상태'를 말한다. 평소의 자기 컨디션을 잘 살펴 현재의 미병 상태가 큰 병으로 발병되지 않도록 예방책을 잘 생각해야 한다.

우리가 걱정하는 생활습관병 대부분은 발병 초기엔 거의 무증상으로 진행된다. 자기 몸 상태를 잘 살펴야 한다는 것을 강조한 것도 그 때문이다. 아니면 조기 검진을 해봐야 한다. 고혈압, 당뇨병은 물론이고 암도 증상 없이 진행된다. 이상하다 싶어 병원에 가면 그땐 이미 말기로 진행된 후다. 미병 상태에서 더 진행되지 않도록 해야 건강 나이가 연장된다. 통합의료를 추진하는 것도 이 때문이다.

한의사로서 치료하면서 느낀 것, 통합의료의 필요성

중국의 경우 중국 헌법에 중의학을 육성·발전시키라는 문구가 있을 정도로 중의학에 애정을 쏟고 있다. 이를 바탕으로 중의사들은 X-ray, 초음파 등 현대 의료기기를 자유롭게 사용하면서 중의학의 과학화에 열을 올리고 있다. 또한, 중의사들은 기본적인 수술도 시술하는가 하면 양약을 사용하며 통합의료에 앞장서면서 중의학과 서양의학을 넘어 의학 자체를 발전시키고 있다.

중의학은 기기 사용을 통해 신종 감염병 예방과 치료에도 서의와 중의를 함께 사용하며 그 효과를 배가시키고 있다. 지난 2002년 사스 창궐 시에도 중의학 치료를 병행해 사망률을 현격히 줄였다. 이를 토대로 이번 메르스, 코로나 사태 때도 환자 발생 시 중의학 치료를 병행하도록 한 진료 지침을 발표해 국가 보건의료 체계에서 중의학이 확고한 위치를 갖고 그 역할을 확대해 가고 있다. 이에 반해 한국의 한의학은 세계에서 가장 우수함에도 법적, 제도적, 물리적 지원을 받지 못하고 있다.

서양의학과 한의학의 공정한 비교를 원한다면, 서양의학이 우수하고 한의학이 부족하다는 선입견과 먼저 서양의학만이 보편적인 진리라는 생각을 버려야 한다. 서양의학도 한의학 등 다른 의학 체계와 마찬가지로 특정한 지역에서 역사적, 문화적 맥락에서 발전하여 특정 질병에 우수한 의학 체계일 뿐이다.

서양의학과 한의학의 두 가지 의학 체계를 법적, 제도적으로 동등한 위치에 올려놓고 공정한 조건에서 비교하려는 시도가 필요하다. 그러나 궁극적으로는 서양의학과 한의학은 태생이 다르고, 관점이 다르므로 비교하려는 시도보다는 서로가 서로를 이해하고 역할을 분담하여 서로를 통합하여 의료 체계를 향상하려는 방향이 맞다. 한국인들의 건강을 위해서, 세계 의학계에 K-Medi의 우수성을 알리기 위해서라도 서양의사와 한의사가 힘을 모아 통합 의료로 거듭나야 한다.

하버드 식물박물관 전임연구원 앤드류 웨일은 서구의 과학과 의학이 지나치게 인위적인 방법에 치우쳐 있다며 유감을 표명했다. 그의 주장은 "치료는 자연스런 과정이다. 만약 당신이 치료와 건강을 이해하고 싶다면 자연의 방식들을 이해해야만 한다. 그러나 현대 서양의학에서 노골적으로 주장하진 않아도 넌지시 암시하는 메시지는 자연이 근본적으로 거칠고 위험하며 예측 불가능하다는 것이다. 즉, 자연은 인간을 해치려 들지만 제약 연구실에서 만든 제품들은 안전하다는 것이다. 이 메시지는 실상 정반대이다. 조제 약품으로 인한 피해 사례들을 자주 접하는 의사로서 하는 말이다."

사실, 전염성 질환이나 외과적 질환의 시대에서 만성병 질환으로 시대가 변했기에 한의와 양의가 통합적으로 협력한다면 고혈압, 당뇨, 고지혈, 암, 치매, 관절염 등의 질환의 치료에 좋은 결과가 있을 것이다.

'인간을 개인별, 증상별로 맞춤형으로 진단, 치료한다'라는 생각은 한의학에서는 매우 중요한 개념이지만, 서양의학에서는 개인별, 증상별로 진찰, 치료한다는 것이 매우 곤란하다. 일전에 1년이 넘도록 딸꾹질이 멎지 않는다는 50대 여성이 내원했다. 지난 1년간 병원에서 내시경, CT와 초음파, 소화기내과와 정신과 치료 등에 상당 기간 치료했지만 이상은 발견되지 않았고 치료도 되지 않았고, 오히려 몸이 더 쇠약해졌다.

본인의 한의원에 내원해서 진찰을 해보니 딸꾹질 말고도 목이

막히는 증상과 면열과 상기 증상과 가슴이 답답한 증상 등 스트레스가 많고, 맥상脈象에서 간열과 위장의 열이 가득 찬 상태로 간의 기가 역상해서 위를 자극해서 생긴 딸꾹질이었다. 위장의 열을 내리는 한약과 간열을 내리는 한약과 침 치료와 뜸 치료로 3번의 치료로 완치되었다.

이런 케이스는 서양의학에서는 원인이 나타나지 않으니 난치성이겠지만, 한의학을 조금이라도 공부한 사람은 누구나 치료하는 평범한 증상이다. 여기서 필자가 하고 싶은 말은 한의학의 우수성을 말하는 것이 아니라 인체를 대하는 방법엔 다양한 접근법이 있다는 것을 말하려는 것이다.

세상에는 많은 다양한 언어가 있듯이, 의학과 의료에도 서양의학 이외에 각양각색의 요법이 존재하며, 다양한 인간이 그 안에서 살아가고 있다는 사실을 인식해야 한다. 이는 의료 분야뿐만 아니라 타 문화 전반에 대한 이해, 그리고 각각의 문화를 존중하는 성숙한 태도로도 연결된다.

기기 검사나 각종 검사에도 나타나지 않고, 치료를 해도 치료가 되지 않은 증상 등 뭔가 새로운 증상이나 생각지도 못한 상황을 마주쳤을 때 환자의 특이성, 정신적 영역으로 치부할 것이 아니라 솔직하게 '내 능력이 모자란 탓'이라고 인식하는 것이 의료인들에게는 필요하다고 생각한다.

통합의료의 정의

한국에서 지금까지 실시했던 의료 시스템은 참으로 다양하다. 원시적인 샤먼의 의료 행위는 지금도 일부에선 시행되고 있다. 옛날 유학자들은 한의서韓醫書 공부도 자연스레 하게 되면서 병원 없는 마을에서 소위 조약이란 이름으로 가정 주치의 같은 역할을 해왔으며 그 잔재는 지금도 남아 있다.

한의학은 오랜 한방 전통의료를 학문 체계로 다듬어 한의과 대학이 출범하였고 독자적인 진료 체계를 갖춰 발전되어 오고 있다. 그 외에도 다양한 민간요법, 자연요법, 대체의료라는 이름으로 시행되고 있다. 특히 건강식품, 보조식품, 건강 기구, 미용, 다이어트

등 건강 산업 분야는 최근 불경기 속에서도 꾸준히 증가하고 있다. 고맙게도 국민건강보험제도를 실시하면서 누구나 값싼 진료비로 진료를 받을 수 있게 되었지만, 거기에도 차츰 많은 문제점이 노정되기 시작했으며 의료 소비자로서도 불만이 터져 나오기 시작했다.

무엇보다 서양의학만으로는 충분한 치료 효과를 볼 수 없다는 불만이나 불신, 특히 만성 질환에 대한 대응은 소비자의 기대 수준 이하다. 대형 병원의 환자 집중 현상은 '3시간 대기 3분 진료'라는 오명을 듣기에 이르렀다. 여기에는 병원은 병원대로의 비싼 의료 장비 구입비와 유지비 등 고충이 있다. 그에 비해 보험 수가가 낮아 세심한 환자 중심의 진료가 현실적으로 어려운 측면이 있다. 환자 측에선 불만이 아닐 수 없다. 정규 병원 이외의 싼 여러 가지 대체의료 쪽으로 관심이 갈 수밖에 없는 상황이 된다. 여러 가지 이름으로 다양한 진료가 민간에서, 심지어는 불법 의료 행위까지 양산되고 있다.

지금이야말로 환자 중심의 의료 체계 확립이 절실한 시점이다. 이제 통합의료는 절실한 시대적 요청이다. 어떠한 이름의 의료 행위든 장점을 따서 개별 환자에게 맞는 환자 중심의 전인적 의료가 통합의료다. 이건 단지 이것저것을 집합해 놓은 게 아니라 통합이라는 차원을 넘어 '융합'이라는 새로운 의료 시스템을 지향한다. 이를 위해 많은 연구학회가 발족하였으며 특히 〈보완통합의료회〉는 많은 회원이 참여하고 있고 값진 연구를 발표하고 있다. 생활 문화에 따른 임상을 중시하는 의료 행위를 근대 과학에 근거한 학문으로, 의학으로 발전시키고자 노력을 꾀하고 있다.

세계 통합의료의 동향

WHO에 따르면 세계 총인구의 80%에 가까운 사람들이 어떤 형태로든 대체의료를 받아들이고 있다. 2020년 MD저널 기사 「통합의료」에서 국내를 비롯한 세계적인 추세를 다음과 같이 기술하였다.

「보완통합의료의 경우 외국에서는 성인의 50~60%가 경험하고 있으며 한국인의 30~50%, 유럽 환자의 약 36%가 어떤 형태로든 보완통합의료를 사용하고 있다.」

이어서 이 분야는 꾸준히 발전, 연구되고 있으며 앞으로 의학계 주류로 성장할 것으로 보인다고 강조했다. 특히 미국에선 의과대학의 정규 과정으로 채택되었고 강의가 진행되고 있으며 학생들의 85% 이상이 미래 의사가 되는 데 중요한 지식이 될 것으로 응답했으며 만족도가 대단히 높다. 미 국립 보건원[NIH]에서는 1997년 침 의료의 적응을 일부 승인하는 답신을 제출했으며 1992년에는 대체의학 연구소[OAM]을 설립했고 1999년에는 국립 보완통합의료센터를 새로 발족했으며 해마다 막대한 예산이 증액, 투자되고 있다. 그만큼 미국에서도 보완통합의료의 필요성이 제기되고 있다는 확실한 증거다.

현재 미국인의 약 반수가 어떤 형태로든 대체의료를 이용하고 있다고 보고했다. 대체요법의 연구는 애리조나대학교에서 진행되었고 1997년부터 통합의료 프로그램을 시작한 이래 미국 내 뿐만 아니라 전 세계에서 연구생들이 찾아오고 있으며 필자도 잠시 수강한 적이 있다. 특히 이 모든 프로그램을 주도한 와일 박사는 이 분야 최고의 권위자로 추앙받고 있으며 그 이후 미국 내 예일대학을 비롯하여 유명 대학에서 속속 연구소가 개설되었고 최근 확실한 연구 자료가 없어 자세한 보고는 아니지만 발전되어 가는 추세를 보아서는 전 미국 대학에 연구소가 설립된 것으로 보인다. 미국 의회의 결의로 각 의과대학에서 대체의료 강좌를 추진하여

90개 대학 이상에서 강좌가 개설되었다.

유럽 쪽에도 영국, 프랑스, 독일 등은 오래 전부터 정통 의학과 보완통합의료가 공존해 왔으며 특히 영국에서는 치료비가 국가 의료 보험에서 지급되고 있다. 프랑스 의사의 40%가 보완통합의료의 대표인 동종요법Homeopathy을 현대 의학과 더불어 환자를 치료하고 있으며 독일은 연방 보건복지부 산하 6개 연구소 중 「약재 및 의료 기구 연구소」가 있어 보완 대체의학을 등록하고 시술하는 보장을 받을 수 있다.

이처럼 선진국에서 보완통합의료의 열풍에 발맞춰 국내에서도 보완통합의료의 교육 필요성이 대두되면서 의학교육평가원에서 보완의학 교육을 권고했으며 의대학장협의회의 사업팀에 태스크 포스 팀을 구성하여 의대의 보완의학 교육 실태와 학습 목표 선정 등의 작업을 시작했다. 의과 대학생 중 80%가 보완통합의료를 배우고 있으며 전문의와 전임의에 대한 교육을 시행하고 있다. 각 대학에서도 운영되고 있으나 독자적인 환자 진료를 할 수 있는 법적 보장이 아직 미흡한 상태다.

'통합의료는 치료법을
짜깁기한 의료'가 아니다

통합의료라고 이것저것을 섞어서 하는 짜깁기 식 의료가 결코 아니다. 통합의료에 효과적으로 쓰이고 있는 요법은 어떤 것이 있는지 잘 살펴보자. 통합의료는 개개인의 상태나 요구에 따라야 하며 각 요법의 장단점을 잘 살려 환자의 심신 반응을 예의 주시하면서 실시하여야 한다. 중요한 것은 의료진의 일방적 판단이 아니고 환자와 함께 치료법에 대한 개요를 설명하고 환자의 이해와 동의를 구한 다음 실시해야 한다. 아무리 좋은 치료법이라도 환자가 따라 주지 않거나 중간에 포기하면 아무런 의미가 없다. 발병된 것도 환자의 생활습관이 잘못된 데서 기인하므로 고치는 사람도 의사가 아니라 환자 자신임을 확실히 이해시켜야 한다.

실제로 통합의료에는 어떤 것들이 있는지 구체적으로 살펴볼 필요가 있다. 한마디로 생활 전반이 치료적이어야 해서 온갖 기법이 다 동원된다. 그러나 그 많은 기법을 여기서 다 설명할 순 없고 이름만 들어도 따로 자세한 설명이 필요치 않을 기법들도 많다. 다만 통합의료에는 이런 기법들이 총동원되어야 한다는 점을 부각하기 위해 임상에서 자주 거론되는 것들만 적기로 한다. 때문에 많은 기법 중 통합의료 종사자라면 누구나 잘 이해하고 실천할 수 있는 중요한 기법 몇 가지는 일반적 지식과 함께 기술해 두고자 한다. 그러나 고도로 숙련된 기술이나 전문 지식을 요구하는 기법은 여기서 기법 이름만 나열하고 관심이 있으면 그 분야의 전문 서적이나 사범을 찾아 따로 배워야 한다.

통합의료 기법에는 육체적 측면에서부터 정신, 영적 차원으로까지 올라간다. 통합의료는 다양한 기법들이 통합, 융합된 '제3의 의학'이라 할 수 있다.

EBM VS NBM

전통의료와 근대 서양의학의 큰 분기점을 이루는 개념이다. 자연 과학적 수법에 기초한 서양의 근대 의학은 200년 남짓한 역사에도 불구하고 현대 의학의 주류로 부상했다. 과학적 근거에 의거 '재현성과 객관성'을 중시하면서 생물학적 '사람'이라는 집단을 대상으로 연구하는 학문이다. 과학적 근거를 기반으로 해서 EBM Evidence Based Medicine 으로 불린다. 한편, NBM은 Narrative Based Medicine으로 환자의 진술을 중시하는 의료 행위다. 따라서 NBM 은 진료와 치료Care의 관점에서 환자의 기대에 부응하는 주관적, 감각적 요소(개인차)를 고려하면서 인간이라는 개인을 대상으로 치료를 한다.

EBM은 자칫 환자 부재의 의료로 될 가능성이 크다. 환자의 진술보다 객관적 검사와 소견이 중시됨으로 자세한 설명이나 환자의 진술은 무시된다. 거기에 반해 NBM 의료는 환자 주체의 의료라 할 수 있다. 그의 건강관이나 인생관이 어떠한지, 어떤 치료를 받길 원하는지 등 정확히 파악함으로써 쾌적한 의료를 제공할 수 있게 된다. 이게 전인적 의료다. 여기서는 환자의 진술도 대단히 중요한 근거가 된다. 과학은 왜 그런지 아직 규명을 못 하지만 언젠가는 규명될 날이 있을 것이라는 가정도 성립한다. 과학적 근거 Evidence가 없다고 무시되어선 안 된다는 결론이다.

과학은 물物을 세부적 요소, 기능으로 환원, 심지어 생명까지 분할, 분리하여 전체로서의 연계, 상호 작용 등이 보이지 않게 된다. 통합의 중요성은 여기서도 분명해진다. 개개의 기능을 최대한으로 발휘함으로써 전체적 균형(유기적 연계)을 회복시킨다. 여기서 집단을 대상으로 하는 의료와 개인을 대상으로 하는 의료의 차이점이 더 분명해진다. 객관적 데이터를 기반으로 하는 의료와 만족도를 중시하는 의료의 차이다.

예방 의학적 차원에선 조기 발견, 조기 치료가 EBM 의학의 한계다. 즉, 2차 예방에 그치고 있다. 그러나 통합의료는 2차 예방뿐만 아니라 건강 증진, 질병 예방의 1차 예방에서 기능 장애, 재활 등 3차 예방도 가능하다. 1, 2, 3차의 통합 예방이다. 근대 서양의학에선 집단을 대상으로 하는 역학적 연구에 의해 높은 수준의 EBM이 요구되지만 NBM은 경험적 사실이나 개인을 중시하는 의료가 기본이다. 따라서 환자 개개인의 이야기가 살아 있는 것으로 여겨진다. 환자가 하는 말을 중시하면서 그 문맥에 따라 대화(문진)를 진행한다. 환자 입장에서 어느 쪽을 선호할 것 같은가. NBM은 환자의 진술을 중시하며 그 역시 유용한 근거로 생각한다.

다음 2부에서는 통합의료의 실증적인 예를 알기 쉽게 다루어보고자 한다. 음식과 몸, 뇌를 전인적 관점에서 건강하게 유지하는 방법들을 소개한다. 마지막 3부에서는 전 세계적으로 통용, 시행되고 있는 통합의료 기법을 개략적으로 살펴본다. 문화권에 따라 실시하는 기법이 달라질 수도 있지만 수천 년의 역사와 전통을 갖은 기법이라 치료 원칙에서 다르지 않다. 기법을 소개하는 의미라 자세한 설명보다 개요를 설명하는 정도로 기술한다.

2부

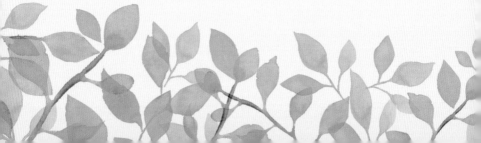

통합의료로
자연 치유력을 높이는 방법

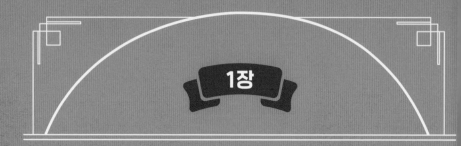

면역을 좌우하는
음식의 모든 것

통합의료를 이해하는 데 도움이 될 수 있도록 실증 예를 들어 설명하고자 한다. 보다시피 통합의료의 성격상 여러 분야의 전문 인사들이 참여하여 각자의 전문 지식을 통합, 융합해 놓은 것이다. 그 중심 개념인 면역 증진과 다이어트를 위해 실천하기 쉬운 방법을 소개한다.

지중해 식단이 유네스코에서 무형 문화재로 지정된 배경에는 즐거운 식탁 분위기가 큰 몫을 한다는 것은 이미 설명한 바 있다.

교통사고로 많은 사망자가 염라대왕 앞에 섰다. 염라대왕은 그날따라 기분이 좋았는지 '당신네가 20달러만 내면 다시 살려 보내주겠다.'라고 했다. 미국 사람은 얼른 돈을 내고 살아 돌아 왔다. 응급실 가족들이 환성을 질렀다. '그런데 옆자리 중국 사람은 어떻게 됐지?' '15달러까지 흥정하는 걸 봤는데 그 후로는 모르겠어.'

식탁에 둘러앉았을 때 이런 유머 한 마디가 나오면 즐거운 분위기가 될 것이다. 지중해 식단은 바닷가니까 수산물을 많이 먹는다. 거기다 올리브 산지라 올리브도 많이 섭취한다. 그리고 연안 사람들은 낙천적이기 때문에 식탁에 웃음이 그치지 않는다. 식사가 끝나면 함께 20분간 산책을 한다. 이를 '파세지아타'라고 한다. 먹는 것뿐 아니라 분위기가 즐거워야 한다.

우리가 제안하는 이 프로그램은 한국자연의학연구원에서 출발한 동서양의학의 통합의료 프로그램이다. 면역은 생활 전반에 걸친 문제이며 다이어트는 자연적으로 따라오는 문제로서 총체적, 종합적 프로그램이다.

과정은 2박 3일의 기본 프로그램과 입문코스 수료 후 장기간의 프로그램이 있다. 면역 프로그램이어서 먹거리에 대한 혁명적 과제가 기술되어 있다. 처음 경험해보겠지만 힘든 과정은 전혀 아니다. 그리고 생활 전반에 걸친 보조요법이 함께 한다.

본 과정은 자연 의학을 다년간 연구해온 국민 의사 이시형 박사, 공동 저자인 한의학 선재광 박사와 세계 유일의 다중 발효 전문가 최재홍 박사, 캐나다와 중국 유학을 거쳐 오랫동안 자연치유와 대체의학(통합의료)을 연구해 온 한경희 교수, Global Wellness 건강 아카데미를 열어 외국의 유사기관과 연계 사업을 펼치고 있는 정은채 박사, 식품 영양학 전문 의사 정양수 박사 등의 자문으로 이뤄진 통합의료의 최고봉이라 해도 넘치지 않는다. 협조 감사합니다.

식사의 원칙 1
면역이 최우선의 기준이다

"음식이 약이 되고 약이 음식이 되게 하라."_히포크라테스

전 세계 전통의료는 공통적으로 음식이 약이고, 자연이 건강과 치유의 핵심이라고 믿는다. 현대 의학의 창시자로 불리는 히포크라테스도 음식의 치유력과 자연 치유력을 인정했다.

병에 걸렸을 때는 물론이고 평소의 건강을 유지하는 데에도 면역력이 중요하다. 요즘 코로나로 인하여 면역의 중요성이 더욱 강조되고 있고, 먹거리는 더 중요해졌다. 우리는 무엇을 먹느냐에 따라 우리가 어떤 사람이 될 것인가가 결정된다. 소위 생활습관병의

상당 부분은 식사에 달려 있다. 폭음, 폭식, 과식, 불규칙적 식사, 편향된 식사, 빨리 먹는 식습관, 그리고 특히 요즘 우리 젊은이들의 식문화의 서구화 경향은 건강에 심각한 경종을 울리고 있다. 패스트푸드Fast Food는 젊은이를 병들게 하고 있다. 비만, 당뇨, 고혈압 등 만성 난치성 질환 등도 모두 잘못된 식습관에서 비롯된다. 식食이야말로 우리 생명의 기본이요, 건강의 시작이다. 그러나 우리 식탁은 인공 화학조미료나 비료, 농약으로 키운 식자재로 채워지고 있어서 우리 건강을 계속 위협하고 있다. 과식은 필연적으로 비만을 초래한다. 그리고 비만이 만병의 근원이다.

한국 음식은 대체로 건강식이다. 그러나 너무 짜고 달다. 정제된 백미보다 현미가 좋고 언제나 제철에 난 신선한 음식을 먹고 식후엔 반드시 적절한 운동-걷기가 안전하다. 위암이 많은 시대에서 요즘은 대장암이 1위다. 여러 가지 요인이 있겠지만 제일 큰 문제는 섬유질이 턱없이 부족하다. 먹어야 할 섬유질의 1/3밖에 섭취 못 하고 있다는 것이 영양학자들의 걱정이다. 잘 씹어 먹고 천천히 즐거운 밥상이 되어야 한다.

면역은 70%가 장에서, 그리고 뇌에서 30%가 만들어진다. 따라서 장이 건강해야 건강한 면역력이 만들어진다. 최근 장 건강을 위한 유익균Probiotics, 그리고 이런 유익균이 잘 번식하고 성장하기 위한 프리바오틱스Prebiotics에 대한 관심이 부쩍 높아졌다. 장관은 단순한 관이 아니다. 소화, 흡수, 배설이라는 중요한 기능을 담당하고 있는 것이 장관이다.

앞에서도 이야기했지만, 유네스코에서는 지중해 식단을 무형문화재로 지정했다. 음식으로서는 유일하게 선정된 것이다. 물론 여기는 바닷가여서 해산물 섭취가 많고 여기가 유명한 올리브 산지이기도 해서 식자재가 아주 건강하다. 거기다 지중해 연안 사람들의 낙천적 성격으로 식탁은 언제나 웃음이 넘친다. 그리고 식후에는 함께 약 20분 산책을 한다. 이런 가벼운 운동이 장 건강은 물론이고 뇌 건강에도 아주 좋다. 이런 정신적 측면이 많이 반영된 것도 유네스코에서 높이 평가한 부분이다. 그런 의미에서 우리 식문화도 개선할 점이 많다. '면역의 30%가 뇌에서 만들어진다'는 사실을 생각한다면 유네스코 문화재 선정은 참으로 타당한 결정이라고 본다.

먹거리 이야기가 나왔으니 이렇게 간단하게 끝날 일이 아니다. 앞으로 소개될 여러 가지 통합의료 기법에서 먹거리는 모든 문화권에서 생명의 기반이요, 건강의 기본이다. 먹거리는 생명 그 자체이기 때문이다. 세계 의학의 추세는 장 건강, 특히 먹거리에 집중되어 간다는 이야기는 전술했다시피 건강에 빼놓을 수 없는 화두이다.

병이 나서 치병 의학에는 물론이고 예방을 위한 문제에도 먹거리는 단연 우선순위 1번이다. 특히 요즘에는 면역이 그 어느 때보다 건강에 필수 항목으로 주목을 받고 있어서 이어서 자세히 논하기로 한다.

식사의 원칙 2
비만을 막으려면?

비만을 어떻게 할 것인가?

여기가 고비다. 중년의 비만은 여성보다 남성에서 현저하다. 여성들은 피하 지방이 불어나지만 남성은 복부 비만(대장 비만)이 되기 때문에 확실히 표가 난다. 남성 호르몬이 감소되고 중년의 비만은 근육량이 적어져 체지방으로 비축된다. 기초대사 저하로 젊은 이와 같이 활동해도 소비 에너지가 상대적으로 적다. 늙은 숫사자는 살이 쪄서 사냥을 못 나가 서러운 신세가 된다.

식사량을 줄여도 살이 찌는 이유는 아래 표를 보면 금방 알 수 있다.

	식사량	소비하는 양 (기초대사량+활동량)	남은 칼로리(Kcal)
20대	2,200	2,200 (1,550+650)	0
40대	2,050	1,825 (1,500+325)	225

↓		↑
먹는 양을 줄여도	→ 기초대사량+활동량이 → 20대보다 작다	이것이 40대가 살찌는 분량

예방을 위해 식사를 줄이고 운동을 늘려도 해소되지 않는다. 기초대사량이 줄기 때문이다. 면역력 증강을 위해선 비만에 대한 문제를 해결하지 않으면 안 된다. 비만이 될수록 면역력이 저하되기 때문이다. 우리가 면역력 증강을 위해 취하는 여러 가지 조치가 동시에 다이어트에도 효과가 있어 체중 감량에도 도움이 될 수 있다면 그 이상의 축복은 없다.

젊은 날엔 적절한 식사 조절과 운동으로서 가벼운 비만은 쉽게 해결된다. 그러나 40세가 넘으면 과식에 운동 부족 경향이 많아질 뿐 아니라 노화 현상이 시작된다. 이게 소위 중년의 비만을 만드는 원흉이다. 면역 뿐 아니라 생활습관병의 원인이 된다. 본격적인 건강 문제가 대두된다. 동창회를 가보면 40대가 비만의 고비란 생각을 진하게 하게 된다.

노화에는 두 가지 종류가 있다. 다소 늦추고 억제되는 노화와 늦추거나 억제가 안 되는 노화로 구별할 수 있다.

40대가 되면 노화를 부르는 3가지 적이 생긴다.

❶ 활성산소에 의한 산화

❷ 단백질의 당화糖化

❸ 호르몬 분비의 변화(감소)

그러나 식사, 수면, 운동, 스트레스 대책을 잘하는 등 생활습관 개선으로 노화를 늦추고 예방할 수 있다. 활성산소를 없애는 효소는 단백질을 재료로 해서 아연, 동, 망간 등의 도움으로 만들 수 있다.(칼마셀을 권한다.) 그 외에도 활성산소는 베타 카로틴, 비타민C, E, 폴리페놀, 플라보노이드 섭취로 줄일 수 있다.

다음의 식재료를 적극적으로 섭취한다.

❶ 베타 카로틴 – 당근, 호박, 시금치

❷ 비타민 C – 레몬, 귤, 브로콜리

❸ 비타민 E – 아몬드, 시금치, 호박, 멸치

❹ 폴리페놀 – 붉은 와인, 블루베리, 코코아, 녹차, 사과

❺ 플라보노이드 – 상추, 양파, 녹차, 감귤

위에서 특히 의식적으로 많이 섭취해야 할 품목이 당근이다.

항산화 작용뿐 아니라 항암, 식물섬유, 비타민A, C, 철분, 칼륨, 칼슘이 많다.

올리브유, 소금과 함께 먹으면 더 좋다.

▶ 당근

- 영어로 carrot은 베타 카로틴의 어원!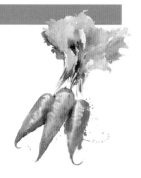
- 항산화 작용을 촉진, 항암작용, 식물 섬유, 비타민B1이 풍부해서 이들 모두 노화 방지 영양소가 되며 생활습관병 예방에 최고다.
- 실제로 옛날부터 피로, 거친 피부, 감기, 고혈압, 변비, 설사, 가래, 야뇨증 예방에 효과적으로 쓰였다.
- 당근은 연중 언제든지 살 수 있는 식재료여서 언제나 먹을 수 있다.
- 베타 카로틴은 기름과 함께 먹으면 흡수력이 향상된다. 야채 스틱으로 올리브 오일, 소금과 함께 먹어도 좋다. 끼니마다 당근 주스(사과와 함께 믹서로 즙을 낸다)를 마신다.

1. 체내 활성산소 발생을 막기 위해서 지켜야 할 것들

❶ 담배 - 백혈구가 유해 물질을 제거하기 위해 다량의 활성산소가 발생한다. 담배 속에도 있다!

❷ 과음 - 간장에서 알코올 분해 시 활성산소가 많이 발생한다.

❸ 격한 운동 - 에너지 대량 생산 - 활성산소↑

❹ 과식 - 소화 흡수에 에너지가 소요→ 활성산소↑

❺ 스트레스 - 몸의 기능 저하 + 활성산소↑

스트레스 처리 시 과립구 생성이 증가하고 2~3일 후 사멸 시 많은 활성산소 발생한다.

2. 당화糖化를 최소한으로 해야 한다.

❶ 한끼에 많이 먹지 마라.

　최소 20분은 걸려 한끼를 먹기

❷ 당질이 많은 식재료를 줄여라.

❸ 충분한 시간 간격을 두고 먹는다.

3. 스트레스 대처!

자신만의 스트레스 해소 방법을 찾아라.

4. 회춘 호르몬 DHEA가 풍부해야 건강하다.

콜레스테롤을 원료로 부신 피질에서 만들어져 남성 호르몬과 여성 호르몬의 원료로 쓰인다. 근력, 면역력, 의욕, 행동력, 항암, 골다공증 예방에 좋다.

25세에 많이 생산하나 40세 이후 감소한다. 때문에 나이가 들어서도 젊은이처럼 활동적이라면 DHEA의 혈중농도가 많다는 증거다. 부족하다면 다음과 같은 증상이 온다.

❶ 근육량(근력) 저하
❷ 면역력 저하
❸ 의욕 저하

DHEA 혈중 농도가 스트레스에 의해 줄어든다.

식사의 원칙 3
먹는 순서가 중요하다

언제 무엇을 먹을 것인지가 제일 중요한 문제다.

1. 언제 먹을 것인가?

가급적 공복시간을 길게 하는 것이 중요하며 간헐적 단식을 주제로 한다. 공복시간의 중요함은 2016년도 노벨생리의학상 주제인 '오토파지 Autophagy'이론이 과학적으로 증명하고 있다. 자가포식 autophagy은 스스로 auto 먹는다 phagy는 뜻을 가지고 있으며, 세포질의 노폐물, 퇴행성 단백질이나 수명이 다하거나 변성되어 기능이 저하된 세포소기관^{organelle}들이 세포 안에서 이중막으로 된 자가포식체^{autophagosome}라고 불리는 소포^{vesicle} 내에 격리되고, 이 소포는 다시 리소좀^{lysosome}과 결합하여 리소좀 안에 있는 소화 효소에 의하여 분해된다. 이렇게 분해된 물질들은 세포의 생존에 필요한 에너지를 만들거나 새로운 세포소기관을 생성하는 데 이용된다.

자가포식 작용을 이용한 방법이 간헐적 단식이다.

<쉽게 공복시간을 가지는 방법>

1) 하루 기준(2박 3일 프로그램)

하루 24시간을 기준으로 12시간을 비우는 것이 기본이다. 저녁을 오후 7시에 먹었다면 이튿날 아침은 오전 7시에 마쳐야 한다. 12시간 동안 공복을 유지하는 방법부터 13시간, 14시간, 15시간, 16시간으로 늘려나간다. 16시간 공복을 유지하는 방법을 16:8 간헐적 단식이라고 한다. 공복시간에는 물 이외는 안 먹어야 한다. 가령 과일, 음료수도 허용 안 된다. 특히 당질이 조금이라도 포함된 것은 안 된다.

---

2. 무엇을 먹을 것인가?

만성염증을 유발하고 면역을 약화시키는 음식을 제외시켜야 된다.

❶ 단백질

먹어도 살이 안찌는 몸을 만드는 주요 성분은 단백질이다. 세포, 효소, 뇌신경 물질은 단백질로 구성되어 있다.

단백질은 전체 칼로리의 20~25%를 차지하도록 한다. 단백질의 종류는 총 4가지 종류로 분류된다(식물성 단백질, 해산물, 가금류, 붉은고기). 단백질의 추천 순은 식물성 단백질-해산물-가금류-붉은고기의 순서이다. 최근에 시판되고 있는 '닥터 아미노20'을 권하고 싶다.

❷ 탄수화물

탄수화물은 현미와 같은 통곡식을 원칙으로 한다. 식단에서 탄수화물의 비중을 높이지는 않는다. 현미밥을 기준으로 하루에 1공기를 넘지 않는다. 그리고 가능한 밀가루 음식(면 종류, 빵 등)은 제외시킨다.

❸ 지방

염증을 일으키는 지방은 먹지 말고 염증을 가라앉히는 좋은 지방을 선택한다. 염증을 일으키는 지방은 마가린, 쇼트닝, 가공기름, 마요네즈, 조리용경화유 등이다. 염증을 가라앉히는 좋은 지방은 주로 오메가3가 풍부한 들기름, 참기름, 올리브유, 견과류 등이다.

❹ 채소

가능한 제철 채소를 다양하게 많이 섭취한다. 흔히 무지개 색깔로 먹으라고 권한다. 색깔에 따라 식물 성분이 다르기 때문이다. 특히 배설에 관심을 둘 필요가 있다.

❺ 과일

과당 때문에 적당량 섭취한다.

당에 의해 변성되는 것을 당화glycation라고 한다. → 무조건 줄여라. 당은 생존의 에너지원, 그러나 당화된 단백질끼리 들러붙어 protein linkage 세포 기능 저하로 에너지 소비가 감소되고 남은 지방은 살로 가서 비만을 초래한다.

❻ 미량이지만 비타민, 미네랄 보충 식품은 먹는 게 좋다.

- DHEA - 영양보조제로 섭취가능하다. 산고구마로부터 추출한다.
- 멜라토닌 - 영양보조제로 섭취가능하다. 면역기능이 증강한다.

— 임상영양학회 정양수 박사

무엇을 먼저 먹을 것인지는 중요한 문제다. 먼저 채소, 단백질, 밥, 고구마, 탄수화물의 순서대로 먹는 편이 좋다. 혈당치가 급격히 상승하는 것을 방지하기 때문이다. 정제품일수록 자연과 멀어진다. (※ 인스턴트식품, 패스트푸드 등은 가급적 제외하도록 한다.)

좀 더 상세히 풀어보자면, 먹는 순서는 GI수치가 낮은 것부터 먹는다. 그리고 잘 씹어 먹는다.

오전 중은 먹는 것보다 배설이 중요하다! 하루의 식사를 시간대별로 나누어 아래와 같이 정리해보자.

(1) 오전 4시~정오까지 → 배설의 시간

(2) 정오~오후 8시 → 소화의 시간

(3) 오후 8시~오전 4시 → 흡수의 시간

아침은 가볍게

점심은 든든하게

저녁은 가볍게

아침:점심:저녁 = 3:5:2 비율을 지켜라.

채소가 비만을 해결하는 핵심 열쇠다. 하루 350gm 이상, 여러 가지 채소를 섞어 먹는다. 여러 종의 파이토케미컬을 섭취할 수 있다. 채소는 주스로 먹으면 섬유질 40%가 감소한다. 올리브가 최고로 좋다.

식사의 원칙 4

자연 치유력을 올리려면
보조식품에 관심을 갖자

보조식품이 왜 필요할까?

골고루 영양 섭취를 했는데 왜 또 먹어야 하나?

영양학자들은 '최소 이 정도는 섭취!'해야 한다고 강조한다. 잠재적인 영양 결핍자가 많다는 이야기다. 이 풍요로운 세상에. 그러므로 보조식품을 효과적으로 사용해야 한다. 또 한 가지, 식재료 중에 포함된 영양가가 옛날에 비해 현저히 낮다. 50년 전에 비해 10분의 1, 20분의 1로 저하되어 있다. 채소의 비타민, 미네랄 등 바이오에너지Bioenergy는 시간이 경과 될수록 저하하는데 채소도 생물이므로 외부에서 영양 보충이 안 되면 자체 보관 중인 영양 물질을 소비하고 살아야 한다.

금요일 대량 쇼핑하고 냉장고에 보관, 다음 금요일 먹으면 모양은 비슷하나 내용이 아주 부실해서 영양 결핍자로 될 수 있다. 부족분 보충하려면 보조식품을 섭취해야 한다. 약과 달라서 효과를 실감하는 데는 개인차가 많다.

자기가 느낄 정도로 되려면 무엇이 부족하기 쉬울까?

❶ 비타민
- 13종인데 하나라도 부족하면 몸 컨디션에 부조가 온다. 종합 비타민을 섭취한다.
- 3대 영양소를 충분히 섭취해도 심신피로, 스태미너↓, 집중력↓ 비만 체질로!
- 뇌 피로, 전신피로에 임펙타민을 섭취하면 도움이 된다.

❷ 미네랄: 20종
- 40대부터 부족 증상으로 잔잔한 신체적 문제가 많이 발생한다.
  → 체내 노화가 진전되어 비만이 된다.
- 양질의 칼슘 섭취는 뼈 건강과 혈관 건강에 효과적이다.
- 코엔자임Q10을 섭취하면 체내 에너지 만드는 데 효과적이다.

- 혈액 순환이 원활해지며 근육에 에너지 공급이 잘 되어 운동 능력을 높여준다.
- 멸치, 고등어, 장어, 쇠고기에 많이 함유되어 있다.

폴리페놀의 항산화력은 비타민C의 340배, 비타민E의 170배다. 최근 좋은 제품이 시판되고 있다. (미국산 '칼슘, 마그네슘, 셀레늄, 아연의 합성물'이 시판되고 있다.)

초 면역 밀크Hyper Immune Milk에 주목하라

유제품 연구의 선구자적 역할을 해온 파울 에를리히Paul Ehrlich와 윌리엄 피터슨Wiliam Petersen, 그리고 랄프 스톨Ralph Stolle은 이들은 우유가 우리 인체에 다양한 방법으로 건강에 혜택을 줄 수 있는 방법들을 고안하게 되었다.

스톨의 독보적인 접근 방법은 소들을 호르몬이나 항생제를 사용하지 않고 건강하게 키우는 방법에서 시작된다. 소의 우유에서 자연적인 면역요소를 증대시킬 수 있는 특별한 방법을 고안하였으며 생산된 모든 우유는 Stolle 시스템에 의하여 관리 되었으며 신선한 상태에서 냉동되었고 특별한 목적으로 우리에게 건강 혜택을 제공하는 과정을 볼 수 있다.

❶ 왜 면역 체계가 중요할까요?

우리의 면역 체계는 체중관리Weight, 소화기능Digestive, 본능/욕망
Libido 에너지Energy, 혈당Blood Sugar, 신경계Nerve System, 뇌Brain 혈압
Blood pressure, 관절Joint, 감정Emotion, 신진대사Metabolic 호르몬Hormones,
심혈관계Cardiovascular, 폐장Pulmonary 등 신체의 모든 부위와 연관되
어 있다. 면역 체계가 건강하고 균형이 잡혀 있으면 감염에 대항하
고 병원균과 유해 바이러스 환경적인 요인에도 스스로 건강을 지
켜나갈 수 있을 것이다.

〈면역체계 핵심원칙의 중요성을 발견한 노벨상의 주요 박사들의 메세지〉

"면역체계는 온갖 질병으로 고통 받고 있는 사람들에게
희망의 메시지를 줄 수 있어 빛이 난다."

율레스 호프만 프랑스 스트라스부르대 생물학 박사 프랑스 세포생물학 연구 소장 및 국립과학원 소장	**브루스 보이들러** 미국 시카고대 의학박사 록펠러대 연구원 미국캘리포니아 주 스크립스 연구소 회장	**율레스 호프만** 미국 하바드대 의학박사 록펠러 의대 교수

"내 몸의 주치의 면역"

면역 균형이 깨지는 순간 각종 암, 호르몬, 심장, 자가면역질환… 등
각종 질병은 나를 공격 한다.

❷ 초 면역 밀크 Hyper Immune Milk 개발 배경

인간에게 질병을 야기시키는 26가지 항원을 접종하여 항원에 대한 항체에 관심을 갖게 된 것이다. IgA 항체를 유도하여 얻을 수 있도록 하여 우리 인체가 직접 사용하여 혜택을 볼 수 있는 것이다.

IgA는 우리 면역체계의 일부다. 이를 바탕으로 1958년부터 50여 년 이상의 오랜 시간 동안 연구를 지속해 오며 전 세계에 250개 이상의 특허 및 임상연구를 출원 획득한 초 면역 밀크 Hyper Immune Milk 는 매우 독창적인 제품으로 우리 면역 건강에 많은 도움을 줄 수 있다.

26가지의 인체병원균(항원)을 젖소에 투여하여 항체 면역우유를 뉴질랜드 New Zealand 에서 제조하여 Ultra Filtration System Technology 를 사용하여 제조한 제품이다.

— 한경희 교수 추천

한약은 어떤 역할을 할까?

고조선은 이 땅에 세워진 최초의 고대 국가이다. B.C.2333년의 기록을 담고 있는 '단군신화'를 통해 알 수 있듯이, 단군 신화에 쑥과 마늘이 등장한다. 이처럼 고대로부터 한국 고유의 본초本草, 곧 향약鄕藥에 대한 독자적인 전통이 있었다. 역사적으로 한약인 쑥과 마늘이 나온다. 한의학적으로 쑥과 마늘은 의미가 있다. 최고의 혈관과 혈액을 정화하는 해독제이자 새로운 차원으로 몸과 마음을 여는 약재다. 둘 다 따뜻한 성질을 가진 최고의 음식이자 약으로 사기를 몰아내는 작용을 하고 체온이 상승하여 면역 기능을 극대화하고 혈액순환을 개선하는 대표적인 약이다. 쑥은 청혈, 생혈, 지혈, 파혈 작용을 가진 명약이고 마늘도 최고의 해독력과 체온을 상승시키고 면역력을 높여, 인체의 기혈의 흐름을 최고로 만드는 약제다.

중국 약재 서적의 대표 격인 『신농본초경』에도 수록되지 않은 내용이 쑥艾과 마늘蒜이다. 위진 시기에 만들어진 『명의별록名醫別錄』부터 나오는데, 이것은 한국에 중국과는 구별되는 독자적인 전통이 존재했음을 나타내준다.

한약은 침뜸, 양생, 안마, 기공 및 태극권 등의 요법을 포함한 한의학의 일부로, 고대 중국에서 2,000년이 넘는 세월 속에서 탄생한, 각각의 증상에 맞는 생약을 조합한 약방(처방)이다.

산제散劑(분말 형태), 환제丸劑(둥근 형태), 탕제湯劑(달여 놓은 약) 등의 제형이 있으며, 일반에게 익숙한 형태는 잘게 썬 생약을 달여서 마시는 탕제이다.

한약에 사용되는 생약은 식물의 뿌리나 줄기, 나무의 껍질이나 뿌리 같은 초근목피로, 보통 백 종류 이상이 사용된다. 당귀, 작약, 목단피, 시호, 백출, 인삼 등이 유명하다.

한방에서는 한 번에 적게는 5~6종류, 많을 때는 10~20종류가 넘는 생약을 쓰는데, 그 사람의 체질이나 증상에 맞춰서 선택, 배합한다. 여러 종류의 생약을 배합하는 방식으로 상승 효과를 기대할 수 있고, 또 반대로 불필요한 성분을 감쇄시킬 수도 있기 때문이다. 예를 들면, 기침이나 구역질을 멎게 하는 반하半夏라는 생약에는 특유의 아린 맛이 있는데, 이를 없애기 위해 생강이나 건강乾薑(말린 생강) 같은 생약을 배합한다.

한약은 기본적으로 실증實証(체질이 강한 사람), 허증虛証(체질이 약한 사람), 중간증中間証(보통 체질인 사람)으로 사람을 체질에 따라 분류하며, 실증인 사람에게는 실증의 약을, 허증인 사람에게는 허증의 약을, 중간증 사람에게는 중간증의 약을 처방한다. 실제로는 더 세세하게 체질과 증상을 파악해서 개개인에 맞는 생약을 배합하는데, 한약 처방의 목적은 본인의 자연 치유력을 높여서 각각의 증상에 맞는 처방을 하여 근치하는 것이다.

신약의 대다수는 유효 성분이 단일하고 약성이 예리한 편이라, 감염증의 균을 죽이거나 열이나 통증을 없애거나 혈압을 내리거나 하는 식으로 하나의 증상이나 질병에 대한 즉효적(공격적) 치료에 적합하다.

이에 비해 한약은 만성적인 질병이나 전신적全身的 질병의 치료처럼 복잡하고 다채로운 증상에 효과를 발휘한다. 그래서 서양의학으로는 대처가 어려운 반건강半健康 상태인 미병부터 만성 질환에 이르기까지 폭넓은 증상에 대처할 수 있으며, 일정 기간 복용하면 개개인의 체질 개선으로 이어지기 때문에 예방 의학으로서도 매우 유효하다고 할 수 있다.

서양의학에서 쓰는 약은 대게 화학 제품이고 또 성분도 주된 효과를 발휘하는 단일 성분이다. 여기에 비하면 한약은 '자연계'를 사용한다. 한약 성분에는 인간의 지혜로선 해명될 수 없는 참 오묘한 성분이 함유되어 있다. 그것도 한 가지만 쓰는 게 아니고 몇 가지를 섞어서 씀으로서 인간의 지혜가 미치지 못하는 신비한 작용이 있다. 어떤 성분이 어떤 작용을 발휘하는지에 대한 자세한 설명은 못하지만 자연을 섭취한다는 점에선 과학이 미치지 못하는 우주적 진리가 숨어 있다.

최근 고혈압이나 당뇨병 같은 생활습관병이 증가하고, 또 면역 이상으로 생기는 기관지 천식, 아토피성 피부염 등의 알레르기성 질환에다가 정신 신체 질환, 스트레스병 등등, 복잡한 질병이 늘고 있는 만큼 한방약의 역할은 앞으로 더더욱 커질 것으로 보인다.

이처럼 한약은 병명만 가지고 일률적으로 진단하지 않고, 환자 한 명 한 명의 체질과 질병의 원인을 파악해서 종합적으로 진단한 뒤, 최적의 생약을 골라 배합하는 '오더메이드 방식'의 의료라 할 수 있다.

허브는 왜 중요할까?

예부터 약이나 향료로 써 온 식물은 당연히 허브라고 불린다. 동양에서 사용하는 식물성 한약재도 나무가 아닌 한 허브라고 불린다. 우리가 자주 먹는 파, 부추, 방아잎, 깻잎도 허브의 범주에 들어간다.

국내에서 '허브'라고 하면 몸에 긍정적인 효과를 발휘하는 식물 정도, 허브티를 먹으면 피부병이나 알레르기 등이 낫는 정도로 인식한다.

허브는 풍미가 있거나 향이 나는 식물로, 음식의 맛을 내기 위해 조미료로 사용되거나 요리에 고명을 얹는 용도로 사용한다. 또한 의약용, 향수로 사용하고 차로도 마신다. 허브는 주로 잎이나 꽃인 반면, 양념은 열매, 종자, 뿌리, 줄기 등을 주로 건조하여 사용한다. 우리나라에서 허브가 생활화 된 것은 비교적 최근이어서 대부분 외국에서 개발된 허브를 사용하고 있다. 그런데 최근 들어 쑥을 허브로 사용한 다양한 음식이 개발되고 있다.

허브는 소량을 사용하여 향이나 풍미를 제공하는 점이 채소와 다르다. 대표적인 서양 허브로 파슬리^{parsley}, 라벤더^{lavender}, 바질^{basil}, 백리향^{thyme}, 로즈메리^{rosemary} 등이 있으며, 동남아 및 멕시코 등에서 흔히 사용하는 허브로 고수를 들 수 있다. 허브가 우리나라의 음식에 쓰이는 경우는 흔하지 않으나, 주로 경상도와 전라도에서 배초향을 허브로 사용하는데, 된장국이나 생선탕을 요리하는 데 넣는다.

최근 들어 쑥을 허브로 사용한 쑥차 커피나 라떼, 케이크, 두부 등의 메뉴가 등장하고 있다. 곰이 먹고 웅녀가 됐다고 할 만큼 우리 민족은 오래 전부터 쑥을 된장국이나 떡에 넣어 먹었는데, 최근 들어 쑥을 활용한 다양한 요리가 개발되고 있다.

허브 추출물을 의약용으로 사용하기도 한다. 예로부터 동양에서는 다양한 허브를 한약재로 사용하였다. 한약재로 뿌리, 열매, 종자, 나무껍질 등 다양한 재료가 쓰이는데, 잎이나 꽃을 사용하는 것은 맨드라미(계관화鷄冠花), 인동덩굴(금은화金銀花), 금불초金佛花 목련 꽃봉오리(신이辛夷), 회화나무 꽃봉오리(괴화槐花), 국화菊花, 꿀풀(하고초夏枯草) 등이 있다. 서양에서는 서양고추나물^{Hypericum perforatum}이나 카바^{Piper methysticum}, 사프란(번홍화番紅花) 등을 우울증이나 스트레스 해소에 사용하였다. 그러나 허브의 과량 복용은 해가 될 수도 있다.

허브는 종교 의식에 사용되기도 한다. 몰약Commiphora myrrha, 유향 (Boswellia 종) 등은 기독교에서 의식용으로 쓰이며, 바질, 툴시Ocimum tenuiflorum 등은 힌두교에서 사용된다.

서양에서는 6세기부터 미백 목적으로 허브가 화장품에 사용되었다. 1940년대에 들어 붉은색 립스틱에 사용되기 시작하였으며, 최근 들어 얼굴 크림, 자연 향수, 바디 오일, 자외선 차단제 등 다양한 용도에 사용되고 있다.

허브를 차로 많이 활용한다. 라벤더는 지중해 연안이 원산으로, 보라색을 띠는 특유의 향기를 가진 차이다. 꽃이 활짝 피기 전 봉우리를 오후에 수확한 후 그늘에서 말려서 사용한다. 심신 안정, 불면증 개선, 통증 완화, 피부 보호, 혈압 저하 등의 효과가 있다. 저혈압이거나 초기 임산부는 많이 마시지 않는 것이 좋다.

루이보스는 남아프리카 공화국에서 자라는 붉은 침엽수 잎을 건조해서 만든 차로, 레드티red tea라고도 불린다. 고혈압 수치 조절, 당뇨병 예방, 혈액 순환 촉진, 노화방지, 피부미용, 스트레스 개선 등의 효과가 있다. 유방암 환자나 신장 및 간이 약한 사람에게 해로울 수 있다.

페퍼민트는 민트의 청량감을 주는 향으로 아로마테라피에서도 쓰인다. 소화 촉진, 호흡기 질환 해소, 집중력 향상, 피부 가려움증 완화, 통증 완화, 해열 등의 효과가 있다. 임산부는 안 마시는 것이 좋고, 정신을 맑게 하니 저녁 늦게 마시는 것을 피하는 것이 좋다.

캐모마일은 국화과 식물의 꽃차로 달콤하고 상쾌한 향을 갖고 있다. 면역력 증가, 진정, 소화촉진, 염증개선 등의 효과가 있다. 자궁 수축 부작용이 일어남으로 임신 계획이 있거나 임신부는 섭취하지 말아야 한다.

로즈마리는 지중해 원산인 여러해살이식물로, 바늘 같은 긴 잎을 가진다. 면역력 강화, 뇌기능 촉진, 노화 방지, 살균소독 작용 등의 효과가 있다. 임산부나 고혈압 환자는 과다 또는 장기간 복용을 피해야 한다.

국화는 혈기에 좋고 위장을 편안하게 하며 오장을 돕는다고 기술되어 있다. 그 외에도 감기, 두통 등의 증세를 완화한다. 약성이 차기 때문에 장이 찬 사람은 피하는 것이 좋다.

스테비아는 중남미가 원산지인 스테비아Stevia rebaudiana는 국화과 식물로 여름에서 가을까지 줄기 끝에 흰 꽃이 핀다. 잎과 줄기에 단맛을 내는 '스테비오사이드'라는 성분이 있는데, 단맛이 설탕보다 200~300배 높다. 허브차는 잎을 5~6장 정도 넣고 10초 정도 끓인 후 마신다. 꽃이 피기 전인 8월 말이나 9월 초에 줄기를 말린다음 가루를 내 음식에 넣어 사용한다. 당뇨, 혈관질환, 노화 등을 개선하는 데 좋다. 과량을 섭취할 경우 복통이나 구토 증상이 생길수 있다. 또한 알레르기 증상이 발생할 수 있다.

허브(약초) 중에서, 요리에 쓰이는 향미 채소 등과는 별도로, 자연 치유력(자기 치유력과 자기 조절 기능)에 작용시킬 목적으로 자연약으로 사용하는 허브를 메디컬 허브(식물 요법)라고 한다.

메디컬 허브는 대체의료 중에서도 '의학적 근거Evidence'란 측면에서 의료 종사자의 이해를 얻기 쉽기에 서구의 대체의료에서는 불가결한 분야로 인지되고 있다. 메디컬 허브가 임상적으로 쓰이는 주된 이유로는, 원래 의약품의 기원이 메디컬 허브라서 인체에 대한 작용 기전을 과학적으로 밝히기 쉽다는 점을 들 수 있다.

미 국립암연구소 천연자원국Natural Products Branch, NPB의 조사에 따르면, 1983년부터 1994년 사이에 전 세계에서 인가된 신약 중 적어도 40%는 천연의 식물에서 추출된 것이며, 1993년 처방된 가장 중요한 약품의 반수 이상, 그리고 새로운 암 치료제의 약 3분의 1은 천연 자원(메디컬 허브)에서 나온 것이라고 한다.

동종요법 Homeopathy

약 200년 전 독일 의사 사무엘 하네만이 처음 개발, 정립했는데 '비슷한 것으로 비슷한 것을 고친다.Like Cures Like'라는 유사의 법칙 The Law Of Similar을 원리로 하고 있다. 환자의 병적 상태와 가장 비슷한 상태 즉, 동종의 상태를 약으로 만들어 그 사람의 치료 반응을 유발하는 것이다. 근대 서양의학의 위력에 밀려 사라져가던 동종요법은 1980년대 들어 보완통합 대체요법에 관한 관심이 높아지면서 다시 살아나기 시작하여 현재 영국 등 일부 국가에선 제도권 내에 편입되었다.

국내에서는 1990년대 초 처음 도입되었으며 중문의대, 길병원, 차병원, 을지병원 등 대체의학센터를 중심으로 동종요법 처방이 이뤄지고 있다. 주로 만성 질환자에게 처방되고 있으며 사람이 호소하는 증세로만 처방하는 것이 아니라 그 사람의 성격, 체질, 병의 감정적 측면 등을 종합적으로 판단한다. 유럽, 인도, 남미, 호주 등에서는 동종요법 클리닉이나 약국을 어렵지 않게 찾을 수 있다. 특히 인도는 정통 의대와 마찬가지로 6년 공부 후 의사 면허증을 따야 한다. 유럽과 남미에서는 건강 보험 지급 대상으로 되어있으나 국내에서는 아직 제도적 체계는 없는 상태다.

동종요법에 사용하는 치료법은 5천 종류가 넘으며 식물뿐 아니라 광물, 동물 등 대부분이 자연계에 존재하는 것에서 만들어진다. 여러 가지 물질을 희석해서 만든 치료제Remedy를 복용하면 환자 본인의 생명 에너지에 작용하여 자연 치유력을 최대한으로 끌어낸다. 이처럼 동종요법의 치료 체계는 현대 의학과는 달라서 동종요법을 임상에서 사용할 때는 고도의 전문 지식과 경험을 쌓은 전문 치료사가 시행해야 한다.

건강보조식품

건강보조식품은 질병 예방이나 건강 증진 등 건강 보조의 목적으로 영양소 이외의 특정성분을 원료로 하거나 또는 식품원료에 들어 있는 특정 성분을 추출, 농축, 정제, 혼합 등의 방법으로 제조 가공하여 특수성분의 생리적 효과를 기대하는 식품을 말한다.

건강보조식품은 건강기능성식품, 건강보조제, 건강식품 등 다양하게 불린다. 간단히 말하면 의약품은 아니되, 질병 예방과 치료에 기대를 갖고 섭취하는 일련의 식품을 통틀어 우리는 건강보조식품이라고 칭한다.

건강보조식품 안에는 건강식품, 건강보조식품, 영양식품, 자연식품, 천연식품 등 다양한 의미가 내포돼 있다. 그 중 우리가 가장 흔히 접하는 것이 건강기능성식품이다. 식품의약품안전청이 정한 건강기능성식품의 정의는 인체에 유용한 기능성을 가진 원료나 성분을 사용하여 제조 가공한 식품이다. 이러한 기능성을 인정받지 못한 것은 모두 일반적인 건강식품군에 속한다. 예를 들면 글루코사민 등은 기능성을 인정받은 성분이지만, 옻나무 진액 등의 성분은 기능성을 인정받은 바가 없다.

건강보조식품은 병을 예방하거나 치료하기 위한 의약품이 아니므로 약을 대신할 수는 없다. 다만 건강한 식생활을 유지하면서 부족해지기 쉬운 성분 등을 보충해주는 개념이다.

식품의약품안전처(식약처)의 〈건강기능식품공전〉에서는 건강기능식품의 개별 기준 및 규격을 비타민, 무기질, 식이섬유, 단백질, 필수지방산 등의 영양소와 터펜류, 페놀류, 지방산 및 지질류, 당 및 탄수화물류, 발효미생물류, 아미노산 및 단백질류, 일반원료 등의 기능성 원료로 구분해 명시하고 있다. 식약처에서 허가를 받은 건강기능식품은 제품의 용기 또는 포장에 '건강기능식품'이라는 문자 또는 건강기능식품임을 나타내는 도형을 표시해야 하고, 이와 함께 기능성분 또는 영양소 및 그 영양권장량에 대한 비율, 섭취량 및 섭취방법·섭취 시 주의사항, 유통기한 및 보관방법, 질병의 예방 및 치료를 위한 의약품이 아니라는 내용의 표현 등이 표시되어야 한다.

건강보조식품Dietary Supplement을 흔히 영양제라고 하는 것들이다. 일반적으로는 비타민, 미네랄을 가리키는데, FDAFood and Drug Administration(미국 식품의약국)의 정의에 따르면, '비타민, 미네랄 류', '특정 질병에 걸렸거나 어떤 종류의 영양소를 특히 필요로 하는 사람들에 대한 영양소', '자연 식품'의 3가지를 가리킨다.

인체의 5대 영양소는 ①지방 ②탄수화물 ③단백질 ④비타민 ⑤ 미네랄이다. 비타민은 13종, 미네랄은 20종이 미량으로 있으며 이 중 어느 하나가 모자라도 인체의 생리 기능이 제대로 돌아가지 않는다. 과식, 포식의 시대인데도 이들 미량 물질은 부족하기 쉬운 영양 불균형 상태에 있다.

미국에선 유명한 〈맥거번 보고〉 이래 건강보조식품으로 부족한 영양소를 보충해야 한다는 의식이 강해졌다.

현대인의 식생활은 패스트푸드와 설탕, 정백미 같은 정제 가공 식품 등의 대량 섭취로 영양 불균형이 되기 쉽다. 또 화학 비료와 농약의 사용, 산성비 등의 영향으로 토양의 산성화가 진행되면서 채소나 과일의 영양 함유량이 감소하고 있다.

게다가 스트레스 과다로 에너지를 소모하면서 체내에 다량의 활성산소를 발생시키고 있다. 그 결과, 체내 비타민과 미네랄이 현저히 소모되면서 생리 기능의 저하를 초래한다고 한다.

건강보조식품의 종류로는 항산화 식품군, 면역 활성화 식품, 각
종 예방 및 보조식품 등으로 나뉜다. 증상과 적응하는 영양소의 예
를 몇 가지만 들어보겠다.

감기 예방 면역력을 올리는 비타민A(베타 카로틴), 비타민C, 피로
회복을 돕는 비타민B군, 세포를 활성화하는 비타민E 등.

암 예방 과도한 활성산소나 과산화 지질을 방지하기 위해 항산
화 작용이 강한 베타 카로틴, 비타민C, 비타민E, 미네랄 중에서는
항산화 작용이 있는 셀레늄, 정장整腸 작용이 있는 식이섬유, 천연
항균 물질이라 불리는 프로폴리스 등.

심장병 및 동맥 경화 예방 혈관 장애나 동맥 경화를 예방해서 혈
액을 맑게 하는 효과가 있는 EPA^{EicosaPentaenoic Acid}, 다가 불포화 지
방산, 콜레스테롤의 혈관벽 축적을 막는 베타 카로틴, 비타민C, 비
타민E. 심장 근육에 작용하는 마그네슘 등.

알레르기 체질의 개선 면역력 향상을 위한 베타 카로틴, 비타민C,

비피더스균, 플라보노이드류(프로폴리스, 은행잎, 피크노제놀) 등.

　대체의료에서는 이처럼 유효성이 밝혀진 식품을 주성분으로 한 고품질의 건강보조식품을 의사의 판단과 지도하에 의약품을 보조할 목적이나 의약품의 대체품으로서 환자에게 사용한다.

　한편 일반인이 스스로 건강보조식품을 선택할 때는, 신뢰성이나 실적이 있는 제조사의 제품인지, 성분의 안정성이나 유효성이 검증되었는지를 기준으로 삼는다. 성분량의 표시를 보고 주성분이 한 알 당 몇㎎ 들었는지 확인한 뒤 적정량을 섭취하는 것이 중요하다. 건강 유지를 위해 사용할 때는 별다른 문제가 없지만, 증상 개선을 위해 건강보조식품을 복용할 때는 전문 약사나 의사, 한의사와 상담하는 쪽을 추천한다.

식사의 원칙5
식사량을 줄여라

단식모방다이어트·FMD^{Fasting Mimiking Diet}는 무엇인가?

단식은 아니면서 단식효과를 얻을 수 있는 식사제한법으로서 발터 롱고 박사가 개발한 다이어트법이다. 단식은 보통사람이 실천하기란 쉽지 않고 단점인 배고픔, 면역력 저하, 추위에 잘 견디지 못하고 상처치유가 잘 되지 않는 등의 부작용이 있다.

FMD는 한 달에 5일간 칼로리 제한식을 하며 나머지 기간은 평소 자기 식생활 그대로 한다. 짧은 기간 동안 굶지 않고도 단식의 효과를 누릴 수 있다.

FMD의 이론적 배경

2016년 노벨의학상을 수상한 세포의 자가포식^{Autophagy} 현상을 활용한 방법이다.

자가포식은 세포가 자신을 이루는 구성물을 없애거나 재활용하는 과정에서 스스로 갖고 있는 물질을 어떻게 재활용하는지 새로운 패러다임을 제시했다. 단식처럼 영양결핍 상태와 스트레스가 심하지 않다.

인체는 굶는 상황에서 더 건강해지려고 한다. 비우면 더 건강해진다는 것은 과학적으로 증명된 것이다.

또한 2017년 노벨의학상의 생체리듬 이론에서 나왔다. 인체는 일정한 생체리듬에 따라 생활하지만 바쁜 현대인은 그게 잘 안 된다. 불규칙한 생활은 생체리듬을 교란시키고 삶의 질을 악화시켜 건강을 해친다.

위의 두 이론이 FMD의 핵심 이론!

❶ 생체리듬에 따라 생활한다.

❷ 자가포식 작용을 통해 제 기능을 하지 못하는 기관과 인체 내의 노폐물을 청소하는 것이다.

FMD의 장점

❶ 체중 조절 및 면역에 도움이 크다.

❷ 혈당 수치를 낮춘다.

❸ 콜레스테롤 수치를 낮춘다.

❹ 혈압이 높았다면 낮아진다.

❺ 만성 염증 수치를 떨어뜨린다.

❻ 인슐린 유사성장인자가 감소한다.

그 외 노화를 늦추고 뇌기능 향상, 인지기능 향상, 암과 심장병, 당뇨병, 치매, 자가면역 질환의 예방 및 치료에 도움이 된다.

FMD의 실시

❶ 체중과 허리둘레 측정

남자는 허리둘레 90cm 이상, 여성은 85cm 이상이면 실시한다.

❷ 페스코 채식

식물성 음식+해산물

❸ 적당량의 단백질

❹ 복합탄수화물 + 좋은 지방, 오메가3

❺ 영양분을 충분히 섭취한다.

❻ 한국 전통식(유기농 식재료)

❼ 하루 세끼, 내게 맞게 줄인다.

❽ 12시간 공복을 지켜라.

❾ 주기적으로 한 달에 한 번 꾸준히 5일간의 FMD를 실천!

서구식 식단에서 한국식으로 바꾼다.

정양수 박사의 연구에 따르면, 한식을 건강식으로 바꾸려면

→ 정제된 탄수화물을 줄여라.

→ 단맛과 짠맛을 줄이고 싱겁게 먹는다.

→ 김치, 젓갈은 적절히 조절한다.

FMD 실시 기간 - 12시간 공복을 꼭 지킨다.

식사는 첫째 날 1,100kcal

둘째 날부터 - 다섯째 날까지 800kcal

평소의 반으로! - 식사는 하루 두 끼 + 간식

자세한 메뉴는 정양수 박사의 저서 FMD에 구체적으로 나와 있다.

저녁 7시에 먹고 이튿날 아침 7시에 먹으면 12시간의 공복상태 – 공복시간의 중요함은 2016년도 노벨생리의학상 주제인 Autophagy이론에서 비롯, 자가포식^{AutoPagy}은 세포질의 노폐물, 퇴행성 단백질이나 못쓰게 된 세포 소기관들을 소화, 배설한다. → 분해된 물질들은 세포의 생존에 필요한 에너지를 만들거나 새로운 세포 소기관들을 만든다.

인간은 배가 고프면 더 건강해진다는 것이 의학적 정설이다. 이를 이용한 것이 간헐적 단식이다.

굶어 당 공급이 중단되면 지방으로 에너지원의 대체^{Metabolic Switch}가 일어나 지방 분해로 체중이 감소, 면역력 증강 등 단식의 어려움 없이 같은 효과를 얻을 수 있다. 단, 규칙적 운동이 필수다. 노화를 막고 수명 연장이 과학적으로 증명되었다. 공복시간을 늘려갈수록 면역력이 증강하여 장수, 건강하다.

– 정양수의《먹는 단식 FMD》에서 발췌

❶ 소식 할수록 건강하다.

섭취 칼로리 30% 줄이면 자연 치유력이 증강된다.

시장기가 들면 생야채, 곤약, 무, 해조물을 섭취한다.

❷ 아침을 굶으면 칼로리 30% 줄어든다.

아침은 배설모드!

그러므로 먹으면 소화, 흡수모드로 바뀌기 때문에 배설 장애가 온다.

공복감은 자연 치유력에 불을 켜는 효과로 내장 휴식이 되며 건강

장수의 비결이다.

❸ 비타민C를 섭취한다.

모세혈관을 튼튼히, 면역력이 증강된다.

체내 합성이 안 되며 열에 약하다.

생야채, 샐러드를 미리 먹어라.

❹ 물 2L 마시기

하루 2.5L 수분이 없어진다.

0.5L은 음식에서, 2L- 따로 마셔야 한다.

우롱차, 녹차 - 카페인 함유 음료를 삼가라

❺ 식재료를 통째로 먹어라.

껍질 벗기지 말고 - 야채, 근채 - 껍질에 비타민, 미네랄, 폴리페놀

이 풍부하다.

❻ 먹고 나면 움직이고, 안 먹어도 움직여라.

몸은 움직이는 것보다 안 움직이는 것이 더 피곤해 – 걷는 게 최고, 계단은 내 발로 올라가라.

❼ 냉온욕 되풀이

온탕(40~42℃), 냉탕(15~30℃)

냉, 온 되풀이 – 교감신경 → 부교감신경 활성

1분씩 냉으로 시작하여 끝도 냉으로 마감한다.

식후 1시간만 피하면 언제든지 해도 좋다.

❽ 얇게 입어라 – 피부 단련을 위해

발가벗는 요법: 창가에 외기 접촉을 위해 모포와 의자를 준비한다.

❾ 조이는 옷은 피해라.

피부로부터 노폐물 함유 체액이 나온다.

❿ Board Bed를 사용하라.

식사의 원칙 6
GI수치가 낮은 식재료를
잘 활용하라

선마을 대표쉐프로 있으면서 안덕관 쉐프는 면역 증진과 과학적인 다이어트를 위한 간편식을 준비했다. 그간 선마을에서 필자와 긴밀한 협의를 거쳐 완성된 메뉴다. 이미 시범적으로 출시된 아침, 점심, 저녁 메뉴가 폭발적인 인기에 팔리고 있다. 면역 다이어트를 주제로 공부해온《이시형의 통합의료의 정점》,《정양수의 먹는 단식 FMD》의 과학적 근거가 메뉴에 녹아들어 있다. 가격도 하루 세끼에 15,000원 정도로 현실적이며 맛도 좋아 대중적이다.

여기서 쓰여지는 식재료는 농산물의 농약이나 비료 등 유해물질이 완전 제거된 특수 공법을 거친 것이며 여기에는 청매실 대표

김민식 그룹이 관여하고 있다. 그리고 여기서 제조, 출시되고 있는 면역에 강한 당근 주스도 함께 판매되고 있다.

해조물(곤약)도 많이 함유되어 있어서 만복감을 주기에 충분하며 칼로리는 하루 총량이 1,200Kcal 정도이다.

끼니마다 면역력이 한 가지씩 강조되는 식단

❶ 당근

❷ 뮤슬리

❸ 글루타민

❹ 콜레스테롤

❺ 채식

❻ 오메가 3-6

❼ 베타글루칸

매 끼니마다 한 가지 면역 주제가 분명한 메뉴를 작성한다. 면역에도 좋고 다이어트에도 좋은 조리법 한 가지를 익힌다. 면역에 좋다는 식재료를 몇 개 골라 이를 주제로 한 메뉴를 짜면 좋다.

뒷장에 있는 것들은 참고 사항이니 일독 해주세요. 더불어 정양수 박사 저서 《먹는 단식 FMD》 뒤편에 메뉴를 참고해주세요.

▶ 당근 쥬스

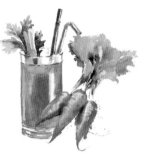

- 토양에 함유된 유익한 영양소를 골고루 갖추고 있는 것으로 평가 받고 있다. 당근 2개+사과 1~2개 를 믹서기로 갈아 매 끼니마다 한 잔 씩 마신다.
- 3중 발효된 식음료도 나와 있다. 흡수력이 빠르고 맛이 좋으며 유해한 물질이 다 소거되는 것 으로 알려져 있다. 스위스 하벤나 병원에서 애용되는 메뉴다.

▶ 뮤슬리

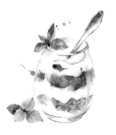

- 북구 지방의 신경과 의사가 뇌 손상 환 자를 위한 식사로 제공한 것에서 시작, 그 후에 일반인에게도 인기가 있다.
- 요구르트, 배, 과일 등을 믹스한 주스와 함께 여러 가지 견과류 + 꿀 한 숟가락 과 함께 먹는다.

▶ 글루타민

- 면역의 최강 물질로 알려져 있으며 많은 유명 인사의 연구가

계속되고 있다. 많이 함유된 식품으
로는 참치, 등 푸른 생선, 생육生肉, 생
계란, 발아대맥

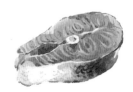

- 열에 약하므로 날로 먹거나 아주 살
  짝 데치는 정도에서 먹는다.

▶ 콜레스테롤

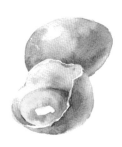

- 식재료 계란을 반숙으로!
- 식재료로 먹는 콜레스테롤이 그대로
  혈중 콜레스테롤이 되지 않는다.
- 혈중 콜레스테롤은 거의 간장에서 만
  들어진다.
- 올리브 오일과 식물성 기름 등 몸에 좋은 최고의 식재료이다.
- 지중해 식단이 유명한 것도 그래서다.
- 백미, 식빵, 백설탕은 비만의 원흉으로 규탄 받고 있다.

▶ 오메가3-6

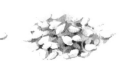

- 중요한 지방산이지만 오메가3와 6의
  비율이 문제다.
- 현재 미국에도 오메가6 비율이 3보

다 무려 10~20배 많으며 우리나라도 다르지 않을 것이다. 전문가들은 그 비율이 오메가 3:6=1:4가 이상적이라고 한다.

- 최근 한국 기업에서 소사료를 개발하여 위의 비율에 맞춘 상품이 시판되고 있다.
- 식물성 오메가3가 많이 함유된 것: 들깨와 기름, 아마와 아마씨, 치아 씨앗, 호두(비율이 1:4이며 완벽한 음식), 늙은 호박, 잎이 많은 채소류

▶ GI수치가 낮은 식재료

- 육류, 어패류, 야채류 - 유제품은 GI 지수가 60을 넘지 않을 것.
- 탄수화물, 사탕 - GI 수치 60↑
- 탄수화물과 사탕은 비만의 주범이다.

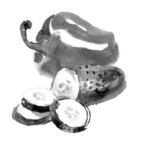

▶ 베타 글루칸

- 최근 다섯 종의 버섯에서 추출한 제품이 시판되고 있다.

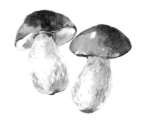

대표 식품의 GI지수

		GI 지수		GI 지수
곡류	흰쌀 ★	70	식빵 ★★	95
	현미	50	떡 ★★	80
	파스타	55	옥수수	70
야채	고구마 ★	70	당근	48
과일	바나나 ★	62	토마토	15
	사과	39	레몬	16
유제품	우유	34	요구르트	36
육류	전반적으로 45 ~ 49			
어패류	전반적으로 40 전후			
당류	백설탕 ★★	100 전후	꿀 ★★	90

정양수,《먹는 단식 FMD》에서 발췌

식사의 원칙 7
배설에 관심을 갖자

지금까지 인종이나 문화권에 관계없이 식물의 영양소만을 중시한 영양학이 주제였다. 그러나 동, 서양인 사이에는 생리 기능에 큰 차이가 있다. 가령 우유에 함유된 락토오스Lactose를 분해하는 소화효소가 서양인에게는 풍부해서 소화, 배설에 문제가 없지만 동양인에겐 이 물질이 충분치 않은 사람이 많아 설사나 복통을 일으키는 등 일종의 식중독이 일어난다.

서구는 한랭기후에 강수량도 적어 곡물 생산이 동양에 비해 부족하다. 따라서 수렵 위주의 생활을 하게 되면서 육류나 우유 등에 적합한 생리 기능이 발달한다. 그래서 자신에게 적합한 음식을 섭취해야 하고 더불어 음식물 섭취만큼 노폐물 배설도 아주 중요한 부분이라는 점이다. 이를 위해 식물섬유 섭취가 대단히 중요한데 현재 우리 한국인은 필요량의 1/3 정도밖에 섭취하지 않는다.

식물섬유에는 두 가지가 있다. 곡물, 채소, 과물, 두류 등의 물에 녹지 않는 불용성 식물섬유는 영양소 측면에서 물을 흡수 → 팽창 → 장벽에 붙은 노폐물, 발암 물질과 함께 배설을 돕는 데 큰 공헌을 한다. 수용성 식물섬유는 미역, 감태 등 끈적끈적한 물질에 포함되어 있으며 콜레스테롤, 발암물질, 혈당치 상승 등을 방지한다.

그 다음 식사에서 중요한 것은 씹는 것이다. 타액만큼 강력한 소화제는 없다. 살균 작용, 발암 물질의 독성 제거, 혈관 노화 방지, 피부 대사 등을 촉진한다.

영양소 출입의 균형이 잘 되어야 자연과의 연계가 이뤄진다. 서양에선 인간의 병은 기계가 고장난 것 같은 기계론 생명관인 것에 비해 동양은 자연의 질서에 초점이 있다. 기계와 다른 점은 자연 치유력이 있다는 점이다. 따라서 정제될수록 자연과는 멀어진다는 점을 유념해야 한다. 가공식품과 패스트푸드는 자연에서 가장 거리가 먼 음식들이다. 정제되지 않은 통곡물, 거친 채소와 당으로 채워진 과일주스 대신 섬유질이 가득한 과일을 씹어 먹는 식습관이 배설에 도움이 된다.

서양의 자연을 이용하는 문화에 비해 동양은 자연과 함께 사는,

자연을 살리는 문화이다. 서양의 기독교는 인간만이 다른 자연계보다 상위에 있으며 따라서 자연을 이용, 지배한다. 동양의 세계관과는 사뭇 다르다. 먹는 음식 하나에도 자연과 가까이 하는 방법이 무엇일지 염두해둔다면 더 나은 선택을 할 수 있을 것이다.

식이요법은 스스로 경험하고 판단한다

이시형 박사팀이 권하는 평소의 건강 식단은 아래와 같다.

1. 아침식사(가볍게)

7시

❶ 면역주스(당근+사과)

❷ 뮤즐리

❸ 생채소, 샐러드

❹ 커피

면역 주스는 당근 2개, 사과 1~2개를 통째로 썰어서 믹서기로 착즙한다. 각자가 만들어 먹는 훈련을 해야 하고, 매끼마다 마시도록 한다.

2. 점심식사(푸짐하게)

서빙 순서

❶ 면역주스(매끼마다)

❷ 야채 350gm

- 생야채
- 살짝 데친 것

❸ 고기(肉類)+반찬(패스코채식─식물+생선, 참치, 등푸른생선)

❹ 전곡류 밥(현미)

❺ 레드와인 한 잔

❻ 커피

3. 저녁식사(가볍게)

❶ 면역주스

❷ 야채 듬뿍(패스코채식)

❸ 생선 찌개

❹ Omega3-6, 균형 잡힌 육류(육회 또는 살짝 데친 것)

4. 식재료 구입 원칙

❶ 유기농을 원칙으로 하되 부득이한 경우 친환경 농산물 구입한다.

❷ 가까운 곳에서 나는 제철 농산품을 구입한다.

❸ 흙이 묻은 야채-토양균이 남도록 대충 씻는다.

❹ '못난이'도 구입한다.(파이토케미컬이 더 많다.)

❺ 정제품을 줄인다.

❻ 통째로 조리한다. 어류 15cm 이하

❼ 인공화학물, 첨가제는 배제한다.

5. 조리 시 유념사항

❶ 파이토케미컬을 얻으려면 채소를 살짝 데치거나 발효한다. 사람의 소화액이나 씹는 것으로는 셀룰로오스로 쌓여 있는 식물의 파이토케미컬을 터트릴 수 없다. 원활한 배설을 생각하여 많이 먹는다.

❷ 면역 최강물질로 알려진 글루타민은 참치, 등푸른 생선, 날고기(육류), 생계란, 발아 대맥에 많이 포함되어 있다. 단, 열에 약해서 날로 먹거나 살짝 데쳐 먹는다.

❸ 항암식을 위해 디자이너 푸드에 등재된 것을 많이 쓰되 냄새가 강할 수 있으므로 다중발효된 것을 쓴다.

❹ 태운 음식은 발암제이므로 가급적 찜요리가 안전하다.

❺ 튀김 요리는 산화가 빠르기 때문에 즉석에서 조리하거나 줄인다.

❻ 식재료 선택 시에는 면역 효과와 함께 다이어트에도 좋은 것을 고른다.

❼ 가급적 한국 전통식을 따르되 달라진 식습관도 존중한다.

❽ 조미료는 쓰되 아주 소량으로! 인공화학물, 첨가제, 방부제 등은 피한다.

❾ 통조림은 피한다.

❿ 소화, 흡수가 잘 되는 식재료 선택

⓫ 비타민B1, B6 → AGE 억제

· 비타민B1 하루 필요량: 남자 1.4, 여자 1.1

· 비타민B6 하루 필요량: 남자 1.4, 여자 1.2

⓬ Omega3:6 비율 → 1:4 균형이 중요하다.

· 현재 한국 소고기 비율 - 1:20 ↑

· 균형을 잘 맞춘 제품이 Green Grass에서 생산 성공함.

6. 상차림과 서빙 시 유념 사항

❶ 청결과 분위기

· 음식 평가는 여기서! UNESCO에서 지중해 식단을 문화유산으로 지정한 배경

❷ 종업원의 품격 있는 차림과 응대

❸ 치프 요리사의 음식 내용 설명

❹ 오늘의 유머 한마디

❺ 30분 모래시계

　・ 한 입에 30회 씹고 한끼에 30분 걸려 먹는다.

❻ 식후 산책로 안내

❼ 서빙 순서

　・ 채소, 과물(하루 350gm) → 단백질 → 당질

❽ AGE(최종당화산물)를 줄여라

　・ 한국인의 당분이 많아 비만률 26%에서 38%로 증가한다.

　・ 혈당 스파이크 – 세로토닌, 도파민 분비로 행복(Bliss Point)을 느끼

　　는 시점이 급격히 떨어지면 기분 나빠져 중독으로 된다.

❾ 올리브유를 함께 먹으면 혈당이 저하된다.

❿ 70%만 서빙(적게, 자주)

⓫ 와인 한, 두잔

⓬ 커피 하루 2~5잔

⓭ 초콜렛 → 카카오 → 폴리페놀

⓮ 콩곡류, 전곡류를 많이

⓯ 감자칩 – 악마의 음식

⓰ Blue Zone Power 참조하기

⓱ 항산화 음식 – 생강, 가지, 마늘, 토마토

⓲ 매 끼니 식전 당근주스

- 당근 2개+사과 1개 – 믹서기로 스스로 만든다.

건강 수명을 늘리는 아홉 가지 원칙

2. 채식 기반 식이요법	3. 단백질은 적지만 충분히	4. 질 좋은 탄수화물과 지방 섭취
5. 영양분은 충분히	1. 주기적인 체중, 허리둘레, 혈액검사 (정상으로 유지)	6. 조상들이 먹던 음식 위주로
7. 식사1, 식사2, 간식 섭취	8. 시간 제한 다이어트 (12시간 공복 유지)	9. 주기적으로 실천 한 달에 5일 (1년에 2~12회)

— 출처: 발터 롱고 저, 《단식 모방 다이어트》, 시공사

	통고 장수 식단 재료	우리나라 재료
탄수화물	통밀파스타, 통밀빵, 오트밀, 옥수수, 단호박	현미맵쌀, 현미찹쌀, 잡곡, 고구마, 감자, 단호박, 옥수수
단백질(해산물)	연어, 정어리, 문어, 새우, 조개, 홍합	고등어, 명태, 갈치, 꽁치, 대구, 문어, 새우, 오징어, 조개
단백질(식물성)	완두콩, 병아리콩, 렌틸콩, 강낭콩	메주콩, 검은콩, 서리태, 선비콩, 낫토, 청국장
단백질+지방	파르메산치즈, 아몬드우유, 무가당, 헤이즐넛우유, 무가당코코넛우유, 요구르트(염소젖)	무첨가 두유
지방	엑스트라버진 올리브유	들기름, 참기름
지방(견과류)	잣, 호두, 아몬드	잣, 호두, 아몬드, 해바라기씨
채소	상추, 샐러리, 잎채소, 양배추, 토마토, 당근, 피망, 브로콜리, 치커리, 케일, 아스파라거스, 애호박, 가지, 고추, 오이, 버섯	상추, 깻잎, 케일, 치커리, 샐러리, 어린잎채소, 오이, 당근, 양배추, 가지, 애호박, 고추, 피망, 파프리카, 미나리, 파, 쪽파, 양파, 마늘, 연근, 우엉, 각종 버섯, 각종 산나물
과일	크랜베리, 대추	사과, 배, 감, 귤, 딸기, 수박, 참외, 바나나, 키위
양념1	소금, 후추, 파슬리, 발사믹식초	소금, 간장, 된장, 식초, 파슬리
양념2	꿀	조청, 원당, 유기농설탕, 꿀
음료	커피, 녹차, 홍차, 레몬차	커피, 녹차, 감식초
죽 또는 수프	미네스트로네 (채소, 파스타를 넣은 수프)	채소죽, 전복죽, 콩죽
간식	통곡물다크초콜릿바, 무가당코코넛, 우유, 크랜베리, 말린 과일 (블루베리, 파인애플 등)	과일, 견과류, 곶감

정양수 저,《먹는 단식, FMD》에서 발췌

	먹어야 할 것	먹지 말아야 할 것
탄수화물	현미, 고구마, 단호박, 감자	흰쌀, 밀가루, 통밀가루, 정제된 탄수화물
단백질	생선, 대구, 고등어, 연어, 중금속오염이 덜한 해산물	붉은 육류(소, 돼지), 가공육류, 통조림고기, 날생선, 조개류, 달걀
식물성 단백질	콩, 두부, 낫토, 청국장	첨가물이 들어간 것, 유전자변형제품
유제품 및 대용품	무첨가 두유, 비건 두유	우유, 치즈, 아이스크림, 요구르트, 생크림
버섯류	각종 버섯	없음
견과류	호두, 아몬드, 잣, 들깨, 참깨	땅콩, 첨가물이 들어간 견과류
지방	들기름, 참기름, 엑스트라버진올리브유	버터, 마가린, 쇼트닝, 가공기름, 마요네즈, 조리용 경화유
채소류	상추, 깻잎, 배추, 양배추, 케일, 토마토, 브로콜리, 가지, 파프리카, 당근, 오이, 우엉, 연근, 양파, 마늘 등의 각종 채소들, 나물은 양념에 주의	맵고 짠 김치
과일	사과, 배, 감, 딸기, 바나나, 블루베리 등 제철 과일	통조림 과일
해조류	미역, 다시마, 김, 파래, 매생이	소금, 기름 등 양념에 주의
음료수	생수, 녹차, 허브차, 우엉차, 카카오가루	술, 커피, 청량음료, 과일 주스
양념 및 단맛	간장, 된장, 천일염, 유기농 설탕, 조청, 울금, 허브, 식초	정제된 설탕, 정제된 소금, 첨가물 들어간 간장, 된장, 인공감미료, 화학조미료
가공식품 인스턴트 식품	없음	과자, 라면, 햄버거, 피자, 패스트푸드
기호품	없음	담배

정양수 저, 《먹는 단식, FMD》에서 발췌

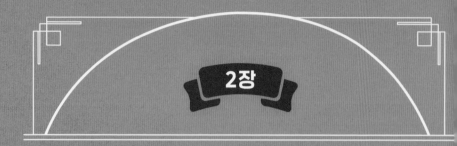

활기를 되찾는
몸 활용법

생활환경의 중요성

우리는 몇 해 전만 하더라도 게놈 프로젝트에 큰 기대를 걸고 있었다. 미래 의학의 총아로 기대해왔었다. 그러나 2000년 초, 게놈 프로젝트의 완성과 함께 나온 실망의 소리, 책임자 존 크레이그 벤타 박사의 성명이 나왔다. '인간의 모든 특성이 게놈 속에 영구 기록되어 있다는 유전자 결정론, 그리고 인간 게놈의 완전한 지식을 얻으면 인간의 변시성을 인과적으로 완전히 설명할 수 있다는 환원주의, 이 두 가지는 잘못된 생각'이라고 단언했다. 오히려 인간을 구성하는 데는 환경이 더 중요하다는 걸 역설했다.

일란성 쌍둥이 자매도 생활환경이 다르니까 한 사람은 비만 환자로, 또 한 사람은 패션모델이 되었다. 타고난 유전자보다 우리가 어떻게 생활하느냐가 중요하다. 시시한 경험 하나하나가 유전자에 기록되고 이것이 후세에 유전된다고 했다. 학자들은 이를 '후성 유전'이라 부르는데 실은 이 후성 유전자가 중요한 역할을 하는 것으로 규정되었다. DNA 염기서열 자체가 변화되진 않지만, 유전자 발현에 영향을, DNA를 둘러싼 구조물이 변화하며 후세에 유전되는 현상이다.

한편 인간 게놈에 실망한 학자들은 미생물 연구로 옮겨갔다. 짧은 시일에 많은 성과, 연구의 업적이 발표되었다. 전 세계 학자들의 미생물 프로젝트에 의한 최신 연구와 후성 유전학을 가장 적극적으로 반영해 면역력을 회복하는 건강한 삶을 지향하는 의료가 자연 의학이다. 따라서 우리 몸의 신호를 잘 들어야 한다. 몸살이 대표적이다. 입병, 구내염, 헤르페스Herpes…. 체내 신경 조직에 조용히 숨어 지내다가 면역력이 떨어지면 극성을 부리기 시작한다. 이게 '기회감염'이다. 변비도 섬유질 섭취 부족에 스트레스가 가해지면 미생물의 균형이 깨지고 있다는 알람이다.

우리가 중시하는 면역력은 고정되어 있지 않다. 내가 먹은 음식, 대화 상대, 수면의 양과 질, 여러 가지 생활양식과 환경에 따라 시시각각 변한다. 몸의 신호와 경고를 잘 살펴서 평소 면역을 관심 있게 지켜봐야 한다.

면역력이 곧 방어 체력이다. 면역 시스템은 절묘하게 조직되어 있어서 그 작용 기전을 보노라면 참으로 신기하다. 어쩌면 그렇게 정교하게 협동하고 활동하는지 주인도 모르게 24시간 감시하고 있다. 면역세포가 집결된 장소에는 그들만의 명령체계가 따로 작동해서 우리 의지와는 상관없이 자동으로 이뤄진다. 우리가 의식 못 하는 사이 전쟁이 진행되고 있는 것이다.

여기서 가장 큰 면역 기관이 장내 림프조직이다. 아기는 엄마 산도를 통과하는 사이 엄마 몸에 있는 미생물을 선물 받는다. 모유에는 유산균과 함께 그 먹이가 되는 130여종의 올리고당, 면역 글로불린까지 세트로 들어 있어서 아이의 장 속에 들어가 면역 시스템의 기반을 만든다.

난치병, 만성병은 현대 서양의학에선 잘 해결하지 못하는데 이들은 주로 면역 시스템의 문제로 인해 발병한다. 면역 시스템에 문제를 제거하고 면역 시스템을 갖추게 되면 우리 몸은 회복된다. 이것이 자연 의학이요, 생활습관 의학의 핵심이다. 따라서 앞으로의 의학은 장의 건강에 달려있다 해도 과언이 아니다. 장내 환경을 중시하고 건강한 장을 위해 끊임없이 정장 작업을 잘해야 한다. 어쩌면 여기에 미래 의학의 성패가 달려있다고 해도 과언이 아닐 것이다. 장이 건강해야 유산균이 잘 살아갈 수 있으며, 유산균 활동이 활발한 장은 건강하다.

장내 세포들은 치밀한 이음부^{Tight Junction}로 연결되어 있다. 병원균에 대항해 면역 시스템의 튼튼한 장벽이 되고 있다. 여기가 느슨해지면 '장 투과도의 증가'로 인한 소위 '장누수증후군'이 온다. 장에 구멍이 뚫린 상태다. 소화가 덜 된 큰 덩어리 식재들이 이 구멍을 통해 혈류로 바로 들어간다. 온몸에 염증이 생기는 등 문제가 심각해진다.

파워 면역은 ① 면역세포 ② 장내 미생물 ③ 장내 상피세포 ─ 이들 사이에 절묘한 균형으로 이뤄진다. 장내 건강이 미래 의학의 핵심이 된다는 말이 결코 과언이 아님을 이해하게 된다.

비만을 방지하는
운동을 계속한다

어떤 치료법이든 운동을 빼놓고 생각할 순 없다. 통합의료에 운동이라고 물론 특별한 것은 없다. 다만 운동의 중요성은 일반인도 다 알고 있으나 가장 시행되지 않고 있다. 한마디로 게으르고 귀찮아서다. 그리고 운동을 하려니 수속이 복잡하다. 당장 가벼운 트레이닝복, 운동화는 기본이고 밖으로 나가야 한다는 문제가 있다. 그리고 땀을 흘리면 목욕을 해야 하는 등 뒤처리까지. 이런저런 생각을 하노라면 당장 죽을병에 걸리지 않는 이상 건강에 좋다고 운동을 해야 한다는 게 쉽지 않다. 큰 마음먹고 겨우 시작했지만 3일을 못 간다. 무슨 운동이든 계속 하는 게 중요하다.

처음부터 쉽게 할 수 있는 가벼운 운동을 선택하는 것이 좋다. 운동은 아무 준비 없이 잠옷 바람으로 방 안에서 한다. 스트레칭-이것은 일어나면 반사적으로 되기 때문에 굳이 운동이랄 수도 없다. 하지만 심신에 미치는 영향은 만만치 않다. 기지개를 켜고 나면 우선 기분이 좋다. 사뿐하다. 그리고 굳어 있는 온몸이 부드럽게 풀리는 듯한 기분이 든다. 그러고는 제멋대로 운동이다.

누운 채로 발을 들었다 놓았다. 복근 운동, 그리곤 엎드려야 하는 운동 끝에 팔굽혀펴기 ─ 일어나 앉아 감사의 발 주무르기 ─ 가벼운 묵상 ─ 침대에서 내려와 간단한 몸 풀기와 고개 돌리기 그리고 일어나 스쿼트와 제자리걸음, 마라톤 ─ 호흡 정리까지. 이런 정도라면 대단한 결심을 해야 할 것도 없이 자연스럽게 된다. 나 역시 성격상 약점이 참고 오래 하지 못한다. 그래도 이 정도의 운동(운동이랄 것도 없지만)은 큰 노력 없이 저절로 되는 운동이다. 그걸 운동이라고 전문가가 들으면 웃을 일이지만 문제는 계속하는 것이다. 난 이 정도의 아침 기상 의례는 40년 동안 계속해오고 있다.

벤나 병원을 견학하고 온 이래 내가 지금껏 하고 있는 것이 두 가지 있다. 하나는 당근 주스 마시기, 그리고 아침 의례 운동이다. 그 덕분인지 몰라도 난 그날 이후 오늘까지 감기·몸살 한번 걸린 적이 없다. 난 아직 피곤하다는 것이 무슨 상태인지 정확히 모른다. 물론 테니스를 몇 게임 하고 나면 피곤하지만 그런 피곤이 아닌 도시인이 흔히 말하는 '피곤해!'라는 소리를 말한 적이 없다. 내 살인적 스케줄에도 불구하고 이건 참 기적 같은 일이다. 사람들은 지금도 나를 보면 얼굴 모양, 일상의 행동거지가 청춘이라고들 한다. 무슨 기전인지 확실히 설명을 못 하겠다. 사람들에게 충고하고 싶은 것은 작은 일이라도 좋으니 '계속하라는 것'이다.

운동 효과에 대해선 심장 맥관과 연관성이 있다. 운동해야 심장 맥관이 튼튼해진다는 것. 물론 이것은 지금도 정설이다. 그러나 최근엔 장 건강을 위해 식후 20분의 가벼운 운동(걷기)을 권하고 있다. 그래야 소화가 잘된다. 지중해 식단이 유네스코에서 무형 문화재로 지정된 것은 해변이라 건강 식단이 차려지기 때문이다. 생선, 해조류가 많고 올리브의 산지다. 그리고 중요한 것은 즐거운 식탁 분위기다. 이탈리아 사람들은 낙천적이다. 테이블엔 웃음이 끊이지 않는다. 마지막으로 이들은 식사가 끝난 후엔 모두 함께 약 20분간 걷는다. 장 건강에 좋을 수밖에 없다. 특히 코로나 사태 이후 면역의 중요성이 부각되면서 먹거리나 식탁 문화가 중요한 부분으로 떠오르게 되었다.

식단 자체도 중요하지만, 뇌도 중요하다. 사실 가벼운 운동은 피로하기보다 기분이 사뿐하고 가볍게 해준다. 몸이 아니라 뇌를 위해 하는 게 운동이라는 결론이다. 전문의는 만보계를 내밀며 하루 만보는 걸어야 한다고 주장한다. 그러나 억지로 싫은 것을 그렇게 오래 걸을 순 없다. 운동은 싫지 않은 범위에서 '짧게 자주'가 원칙이다. 건강을 위한다면!

비만 방지하는 가벼운 운동에는 아래와 같은 것들이 있다.

❶ 유산소 운동
❷ 근육 트레이닝
❸ 스트레칭

회춘 운동은 DHEA 분비를 촉진시켜 젊음을 유지하는 데 도움이 된다!

❶ 유산소 운동 – 산소를 몸에 넣어
　→ 체내 당질, 지방을 에너지로 소비하는 운동이다.
　→ 전신 지구력 향상으로 적은 산소로 많은 활동을 할 수 있는 것.

❷ 무산소 운동 – 이미 몸 안에 있는 에너지energy를 사용하는 운동으로 푸쉬업, 스쿼트도 10회 이상하면 무산소 운동이 된다.
온몸, 지구력 측정을 하려면, 3분간 – 힘들다는 감으로 – 빠르게 – 걸어 – 그 거리를 측정한다.

1분에 120m를 걷는 속도가 비만 예방에 좋다.

40대 남성의 경우 3분간 걸은 거리가 360m, 속도는 120m/분,

여성은 330m, 속도 110m/분

주 4회(4일), 하루 10분씩 3회 걷는다.

주 2시간 걷는다.

몸을 움직여라, 춤을 춰라

댄스 테라피Dance Therapy는 특수한 운동 요법의 범주에 들어간다. 몸을 움직임으로써 마음이 움직인다. 신나는 음악, 리드미컬한 동작, 북도 치면서 분위기는 아주 부드러워진다. 얼어붙은 방 안 분위기가 순간 부드러워지면서 참여자의 마음도 한결 느긋해진다.

댄스 테라피는 몸의 움직임을 통해 심신의 통합을 촉진하여 정신적 장애를 치유하는 방법을 말한다. 20세기 초, 모던 댄스의 흐름을 받아들여 댄스와 신체 동작을 통해 몸에서 몸으로, 언어의 매게 없이 상대방에게 작용해서 내성內省이나 대인 관계의 변용을 촉진하면서 정신적 치료를 목적으로 한다. 정식으로는 무용동작요법이라 하며 제2차 세계대전을 전후해서 미국의 무용수들이 정신병원에서 조현병 환자를 상대로 한 것이 시초이다. 치료적 효과가 탁월한 데 놀란 스텝들이 댄스 심신의 연동 작용에 대한 정신 치료적 의미를 연구하면서 폭넓은 지지를 얻게 된다. 이후 분석적 이론을 받아들이면서 발전하여 1966년 미국 댄스 테라피 협회라는 단체가 결성되었다.

여기에는 정해진 틀이 없다. 신나는 음악, 리드미컬한 음악, 북도 치면서 분위기는 아주 부드러워진다. 이때는 행복 호르몬 세로토닌이 분비되고 활성화되는 것으로 생각된다. 분위기뿐만 아니라 참여자의 마음도 한결 느긋해진다. 처음 시작한 댄스가 치료적 효과가 더 크다는 사실에 놀란 전문가들이 댄스가 가지는 심신의 연동 작용에 대한 정신 치료적 의미를 연구하면서 폭넓은 지지를 얻게 된다. 리더의 개성이나 집단의 성격이나 분위기에 따라 자유롭게 진행되는 것이 특징이다. 형식은 다양하다. 댄스의 종류가 많듯이 댄스 치료에도 여러 형태가 있으며 연구가 진행됨에 따라 환자의 질병 성상에 따라 어떤 유형의 댄스가 효과적인지 많은 연구가 이뤄지고 있다.

우리나라 강강수월래도 훌륭한 댄스 테라피로 만들 수 있다. 농촌에서는 가을걷이가 끝나면 막걸리에 막춤도 흥이 나서 모두가 덩실 덩실 춤이 절로 나온다. 그 외에도 서클 댄스, 라인 댄스 등 여러 가지로 사회적 모임에서 형식도 없이 진행되며 분위기가 융합되는 데 아주 효과적이다. 또한 무용 전문가들의 전문적인 도움으로 매우 효과적인 춤이 소개되고 있다.

감각을 일깨우는 트레이닝

두 명이 한 조로 상대의 몸을 풀어주고 함께 움직이면서 몸의 감각을 천천히, 조금씩 높여나간다. 모던 댄스의 테크닉을 삽입해 그룹 전체가 하나의 유기적인 움직임을 만들어 나간다.

아메리칸 댄스

삼바, 차차차 등의 라틴 리듬. 심신이 모두 자유로워지고 더 자연스러워지는 나 자신을 발견할 수 있다. 땀을 흘린 뒤에는 자기 조정법으로 깊은 휴식을 취하자. 북소리에 맞춰 대지를 디디면 에너지가 차오른다.

이와시타-고난 메소드

음악에 맞추기보다 자신의 감각에 귀를 기울인다. 처음에는 혼자서 하다가 짝을 이루거나 그룹으로 나뉘거나 하면서 몇 가지 즉흥 동작을 그때그때 상황에 맞게 무리하지 않는 수준에서 천천히 수행한다.

바디토크

문자 그대로 '몸의 속삭임'이다. 핫핫핫 소리를 내면서 독특한 리듬에 따라 몸 전체를 안에서부터 이완시킨다. 웃다 보면 어느 사이엔가 몸뿐만 아니라 기분까지 이완돼 있다.

댄스 테라피는 건강한 사람부터 정신 신체 질환, 신경증, 우울증, 조현병, 인격 장애, 심신 장애 아동, 고령자, 피학대자나 외상 후 스트레스 장애[PTSD] 등 폭넓은 층을 대상으로 실시된다. 특히 조현병 환자나 정신 신체 질환, 섭식 장애가 있는 사람들에게 효과적이라고 한다.

— 출처: 야마모토 다쓰타카 저,《통합의료의 권유》, 東京堂出版

힐리언스 선마을에서 가끔 시행하는 「세로토닌 행복의 문」도 처음의 어색한 분위기도 부드러워지고 정말 행복해진다.

세로토닌 행복의 문

❶ 미소 짓기: 일부러라도 웃으면 웃음의 뇌 회로 작동

　　→ 즐거운 기분 조성

❷ 반갑게 인사, 악수

→ 인간의 기본 예절, 친밀감 상승

❸ 박수: 성내면서 박수 치는 사람 없음

→ 박수 치면 즐겁고 웃음이 남

❹ 걷기: 걷는 게 즐겁도록 DNA에 설계

→ 인간의 본성

❺ 세로토닌 조킹(조깅jogging + 워킹walking)

→ 조깅하듯, 걷는 스피드로 발 앞부분 먼저 착지

→ 종아리가 뻐근해지고, 기분이 좋아짐

❻ 드럼(북)치기/드럼(북) 소리 듣기: 스트레스 해소, 전신 운동, 정서 안정

→ 규칙적인 리듬 운동으로 세로토닌 호르몬 분비

❼ 라인댄스/강강술래: 원을 지어 손잡고 함께 리드미컬 댄스

→ 친밀감 상승, 기분 고양, 흥분

❽ 서로 마사지: 가볍게 어깨 주무르고 두들기고 Healing Touch

❾ "감사합니다": 함께한 시간, 서로에게 감사하기

→ 평화, 은혜, 친밀

❿ 악수, 허깅: 스킨십은 인간의 본성, 군집욕 충족

⓫ 심호흡 + 복근 운동: 행복 방의 모든 활동

→ 정서 안정, 평화, 기분이 좋아짐

댄스 테라피는 보다시피 형식이 아주 다양하다. 춤을 추는 동안 뇌에도 긍정 호르몬, 특히 세로토닌 분비가 왕성하다. 끝으로 세로토닌의 대가 아리타 교수가 추천하는 댄스를 부가해두겠다.

훌라댄스

뉴스나 영화에서 자주 보는 훌라댄스는 화려한 율동이 아주 특이하다. 하와이로 처음 이주 온 폴리네시아인은 문자가 없어 구전으로 소통하게 되었는데, 그 과정에서 손놀림, 몸놀림이 자연스레 나온 것이 훌라 댄스의 기원이다. 우리가 외국말이 서툴 때 몸짓과 손짓으로 의사소통을 하는 것을 생각하면 이해가 간다. 이런 전통은 현대까지 전해져 손짓, 발짓, 몸짓 등 모든 동작에 의미가 있다고 한다. 훌라댄스를 출 적엔 춤과 그 의미를 함께 생각하느라 주의집중을 하게 된다. 아주 효과적인 수단이다. 이것은 아리타 교수의 연구에서도 밝혀졌다.

춤을 추기 전후에 뇨중 세로토닌 농도 측정을 한 결과, 춤을 추고 난 30분 후에 세로토닌 농도가 확실히 높아진 것이 밝혀졌다. 참가한 학생들은 아주 기분이 좋다. 표정이 풍부하게 되었고, 자세가 좋아졌다, 밝은 색깔의 옷을 선호하게 되었다 등 다양한 보고를 하고 있는데 모두가 세로토닌이 풍부해진 결과와 일치한다. 기본 자세를 익히고 하와이 곡을 따라 추면 배우는 데도 어렵지 않다고 한다.

살사

쿠바에서 음악과 함께 춤이 태어났다. 살사는 주로 남녀가 쌍을 이루어 추지만 혼자서 혹은 여럿이서 원을 지어 추기도 한다. 살사도 역시 세로토닌 양이 현저히 증가하는 것이 검사로 확인되었다. 리듬 운동과 집중, 분위기, 음악, 여럿이서 하는 즐거움, 이 모두가 세로토닌 분비를 촉진하기에 충분하다.

침과 뜸으로 몸을 치유한다

우리가 말하는 과학이라는 것이 서양과학인데, 필자는 어느 학문이 그 나름의 이론적 체계를 갖추고 있으면 이미 하나의 과학이라고 생각한다. 한의학계에서도 한의학의 이론을 서양의학이나 현대과학의 이론을 통하여 밝힐 수 있는 노력을 계속해 오고 있다.

최근에 침구를 연구한 서양의 과학자나 의학자들도 한의학이 대단히 과학적이라는 사실을 인정하고 있다. 경락 상의 경혈이 피부의 다른 곳보다도 전기 전도가 높다는 사실을 알게 되었다. 생물에 전기 현상이 있다는 것 즉 전기가 생물의 에너지의 한 형태이고, 또한 감각이나 지각의 정보 운송 수단이 된다는 것은 최근의 생물학계에서 널리 알려진 사실이다. 그리고 그러한 전기의 주요한 통로가 경락이라는 것이 침술 연구자들에 의해 밝혀지고 있다. 또한 경락을 이용한 질병의 진단과 치료가 가장 유용한 접근 방법이라는 사실을 인지하면서 전기적 접근을 많이 연구하고 있다.

경락의 특성 중 하나가 생명의 발생 시에 다른 어떤 조직이나 기관보다도 먼저 형성되어 다른 조직과 기관의 발생을 유도한다는 것이다. 인체가 만들어질 때 경락이 먼저 만들어지고, 그 다음에 장, 뇌, 신경, 혈관, 오장육부가 형성된다는 것이다.

이를 뒷받침하는 미국의 생물학자의 연구 결과가 있다. 미국 예일대학의 헤럴드 버어는 마치 금형의 흠집이 생산 제품에 불량을 일으키는 것처럼 생명장의 고장이 잠재적 질병을 예고하는 것이라는 것이다. 버어 박사는 일종의 전자기장인 생명장이 가장 먼저 발생한다는 것이다. 경락 발생을 최초로 밝힌 경락 연구의 최고 학자인 김봉한이 주장하는 봉한학설은 경락이 가장 먼저 발생된다는 것인데 이것은 결론적으로 같은 것이다. 경락이 전기적 통로이기 때문에 전자기장을 형성하는 골격이 되기 때문이다. 버어의 생명장이 경락을 통해서 형성되는 것이다.

경락을 열 자극으로 치료하는 뜸 시술의 경우, 성인병 치료에 효과가 있다는 게 이미 과학적 임상 실험으로 입증된 바 있다. 대전대 대전한방병원 손창규 교수팀은 특별한 원인이 없는 만성피로 환자 45명을 대상으로 진짜 뜸과 가짜 뜸 두 그룹으로 나눠 4주간 치료한 결과 진짜 뜸으로 치료받은 환자에서 피로감의 현저한 감소와 산화스트레스 감소, 항산화 증가 효과가 나타났다고 지난 2012년 밝혔다.

뜸 치료 전·후 혈액을 비교해 보니 활성산소에 의한 과산화지질 MDA 양이 큰 폭으로 줄어든 반면 항산화작용을 하는 글루타치온 활성도GSH는 현저하게 상승했다.

과산화지질은 스트레스에 영향을 주는데 진짜 뜸 치료 환자군에서 평균 20% 가량 감소했으며 항산화제는 30%, 항산화제 환원제는 2배가 증가, 기억력이나 집중력 등 정신적 피로와 육체적 피로 모두에서 유효하게 호전됐다.

뜸 치료가 활성산소에 의한 과산화지질MDA 양을 현저하게 줄이고 반대로 항산화작용을 하는 총 글루타치온 활성도는 현저하게 상승시킨다는 사실이 확인됨에 따라 뜸 치료가 암을 비롯해 성인병 예방, 만성피로 개선에 효과가 있음을 입증한 것으로 미국 국립보건소 산하기관에서 발행하는 〈보완대체의학지Journal of Alternative and Complementary Medicine〉에도 게재됐다.

경락을 물리적인 자극으로 치료하는 침의 시술로 통증이 줄어드는 이유 역시 세계 최초로 규명된 바 있다. 지난 5월 경희대 침

구경락과학연구센터 박희준 교수 연구팀은 미국 UNC^{University of} North Carolina at Chapel Hill 박종배 교수 연구팀과 공동 연구를 통해 침으로 물리적인 자극을 피부에 주면 생화학적인 변화가 일어나 중추 통증 조절에 중요한 역할을 한다는 사실을 밝혀냈다.

연구팀은 실험동물에 침을 놓으면 피부 표피층과 진피층에서 신호전달인자인 'ERK'의 활성화가 눈에 띄게 증가하는 점을 확인했고 이 같은 현상은 신호전달인자가 침의 치료 효과를 매개하는 데 중요한 역할을 한다는 의미라는 것이다. 해당 연구 결과는 미국 통증학회 학술지인 〈저널 오브 페인^{Journal of Pain}〉 5월호에 표지 논문으로 게재됐다

침뜸鍼灸은 한의학 치료의 커다란 기둥 중 하나로, 침으로 물리적인 자극을 주거나 뜸으로 열 자극을 주면 저항력이나 자연 치유력을 증강시켜 질병의 치유와 예방 혹은 건강 증진에 도움이 된다.

영국의 양자 생리학자 호는 인체는 액정 상태를 유지하고 있으며 액정 상태는 초전도성을 보인다고 했다. 침술은 인체에 널리 분포하고 있는 이 액정을 자극함으로써 기(양자에너지)를 자극하게 된다. 다시 말하면 결체조직의 기(양자에너지)는 인체의 모든 조직 및 장기의 기(양자에너지)과 연결되어 있으며 따라서 결체 조직의 국소 부위를 침으로 자극함으로써 기(양자에너지)의 교란이 교정되면서 인체의 많은 병을 치료할 수 있다고 말한다.

레인은 인체에는 콜라겐을 위시하여 세포와 세포 사이를 연결하는 간질 물질이 많이 존재하는데 이들은 피부 마사지 혹은 침, 뜸과 같은 자극을 받으면 전기를 발생하고, 이 생체전기에 의해 기(양자에너지)의 흐름이 촉진되는 것이다.

또한 침술은 생체광자를 발생시킨다. 경혈이라는 국소 부위에 침을 찔러 자극하면 그 부위의 분자에서 일종의 생체 광자가 발생하고 이것이 경락을 따라서 깊은 곳의 장기로 전달되면서 광자에너지를 보충한다거나 광자에너지의 막힘을 풀어준다. 여기서 생체광자는 기(양자에너지)의 일종이다.

미국에서도 현재 침뜸은 FDA(미국 식품의약국)에서 그 효과를 인정받아 침 치료의 많은 연구가 진행 중이다. 그리고 미국에서 골칫거리인 마약 중독의 대책으로 침이 이용된 일을 계기로 세계적인 주목을 받았고, 독일, 프랑스 등지에서도 침의 연구에 힘을 쏟고 있다.

침뜸에서는 경혈을 치료점으로 한다. 경혈은, 경락이라고 불리는 몸속 기(에너지)의 통로를 따라 365개가 넘게 존재하는데, 폐경(폐와 관계), 비경(비장과 관계), 간경(간과 관계) 등 각각 의미가 있는 이름이 붙여져 있다. 또한 경외 기혈奇穴이라고 하는, 경락 이외의 장소에 점재하는 혈자리도 있으니, 전신이 혈자리로 가득하다고 해도 과언이 아니다.

지금까지의 연구에 따르면 침뜸에는 다음과 같은 효과가 있다고 한다.

- 신진대사가 활발해진다(조직의 활성화).
- 혈액 순환이 왕성해진다(혈관의 확장과 혈관 내강의 정화).
- 통증이 완화된다(뇌 내 모르핀인 엔도르핀의 분비).
- 면역력이 올라간다(백혈구, 림프구의 증가와 부신 피질 호르몬의 분비 등).
- 항히스타민 작용(기관의 수축을 억제한다).
- α파의 유발(이완 시 나타나는 뇌파로 유도).
- 뭉치고 딱딱해진 근육을 풀어 준다.

문지르고 누르기만 해도
통증은 완화된다

한의학에서는 경혈에 해당하는 부위의 기(양자에너지)는 인체의 모든 조직 및 장기와 연결되어 있으며 피부의 특정 부위인 경혈을 만지거나 압박함으로 환자의 질병을 치료하거나 진단할 수 있다.

안마나 지압은 문지르고 두드리는 등의 손을 써서 환자의 증상을 완화하는 수기요법手技療法, Manipulative Therapy이다. 본래 안마는 고대 중국 의학에서 유래된 것으로 경락을 손으로 자극하는 방식으로 기혈의 흐름을 원활하게 함으로써 자연 치유력을 높이고 질병을 치유한다는 개념이다. 지압은 주로 일본에서 시행되어온 민간요법으로서 1,800년대 미국에서 카이로프랙틱Chiropractic이 들어오면서 이를 통합한 지압법이 정립되었다. 안마나 지압 모두 혈류를 촉진하고 긴장된 경직 부위를 부드럽게 함으로써 통각 완화는 물론이고 정신적으로도 긴장 상태의 교감 신경이 완화되어 부교감의 이완 상태가 되는 효과가 있다.

안마나 지압은 얇은 옷을 입고하지만 주로 유럽에서 행해져 온 마사지는 오일이나 크림 등의 윤활제를 써서 직접 맨살에 시술한다는 점이 다르다. 또 안마와 지압이 경혈과 경락을 의식하면서 시술한 데 비해 마사지는 림프와 혈액의 흐름, 근육의 주행에 따라 시술한다. 어떤 기법이든 손으로 몸의 상태를 살피면서 뭉치거나 경직된 부분을 발견하고 치료하는 수기 요법에서는 동일하지만 원산지가 다르다. 안마는 중국, 마사지는 프랑스, 지압은 일본이다.

경험 있는 치료사의 수기를 잘 받으면 일상의 긴장 상태가 완화됨은 물론이고 정신적으로 이완 상태가 되는 등 몸에 여러 가지 신체적 증상이 완화된다. 관련 자료에는 신경계, 운동계, 소화계, 호흡계, 순환계, 비뇨생식기계 등 광범위한 신체기관에 부교감 신경의 이완 작용으로 증상의 완화 및 치유에 큰 도움이 되는 것으로 보고되었다.

한국 가정에서도 아이가 배 아프다고 하면 할머니가 "내 손이 약손"이라 하면서 배를 쓰다듬어 주면 아이는 울음을 그치고 편안한 잠 속으로 빠진다. 집단 치료 장면에서는 두 사람이 마주 보고

서로 교대하면서 등을 두드리는 등 마사지를 하면 정서 소통은 물론이고 한결 편안하고 부드러운 관계가 된다.

온천욕을 즐겨하라

달리 설명할 필요도 없이 우리 일상생활에 시행하고 있는 요법이다. 온천 효과를 보려면 집에서도 샤워보다는 탕에 몸을 담그는 반신욕이 이상적이다.

로젠필드는 또 인체의 기(양자에너지)의 흐름을 촉진하기 위해 섭씨 40~41도의 뜨거운 담요, 팩, 스팀방, 사우나 등을 이용하면 질병을 치료할 수 있다고 주장한다.

뉴욕 대학교 간호학 교수인 크리거는 치료적 접촉이라는 기법으로 몸 전체의 기(양자에너지)의 막힌 곳을 감지할 수 있고 또한 손으로 그것을 조절함으로써 여러 종류의 질병을 치료할 수 있다고 했다. 이 치료법은 미국이나 유럽 등 간호사에 의해서 임상에 많이 응용되고 있으며 스트레스 감소 전반적인 건강과 활력 증진 등과 같은 일반적인 효과 염증, 부종, 급만성 통증 치료, 골절 치료, 식욕, 소화기능, 수면 형태의 증진 등과 같은 생리적 효과, 불안, 슬픔, 우울증, 자신감, 공포증 같은 감정적인 효과, 거식증, 다식증, 과민성 대장, 월경 전 증후군, 외상후 스트레스 증후군, 만성 편두통 등과 같은 심인성 질환의 치료, 그리고 분만통과 암의 통증과 같은 통증 치료에 효과가 있는 것으로 알려져 있다.

온천은 인체에 물리적, 온열적, 화학적인 자극으로 생체에너지가 활성화된다. 물리적 자극으로는 물에 들어가면 부력 때문에 몸이 가벼워져서 온탕 내에서 생체에너지가 활성화 된다. 온열 자극에서, 미온욕(대체로 38도)일 때는 신경계와 순환기계 등의 흥분을 억제하는 작용을 하고, 반대로 고온욕(42도 이상)은 신경계, 순환기계의 자극을 활성화 시킨다. 화학적 자극으로, 탄산수소염천(중조천)은 음용이 위장병에 효과적이며, 또 유황천은 혈관을 확장시켜 순환기 질환의 개선에 도움을 준다.

게다가 온천은 심신을 이완시키는 작용을 하여 자율 신경의 균형을 맞춰 심신을 안정시키는 작용을 한다. 특히 자연이 풍부한 장소에 있는 온천에서 일정 기간 요양하면 정신적 안정을 얻어 자연 치유력이 올라간다.

이처럼 온천은 다양하게 몸에 작용하니 각 온천의 성분, 온도, 정서적 환경, 이용자의 생활 상태나 병태病態 등에 따라 효과가 달라진다.

온천의 일반적인 개선 증상은 다음과 같다.

입욕 시 신경통, 근육통, 관절통, 오십견, 운동 마비, 관절의 경직, 타박상, 접질림, 만성 소화기병, 치질, 냉증, 병후 회복기, 피로 회복 등.

노화를 늦추는
적극적인 행동에 나서라

지금 우리 사회는 세계 최고로 빠른 속도로 초고령 사회로 진입하고 있다. 문제는 고령자의 건강 상태이다. 70세 후반을 지나면 젊을 때 없던 건강상의 문제가 하나, 둘 눈에 띄게 많아진다. 75세가 경계다. 이때부터 본격적인 노화가 시작된다. 개인에 따라 노화 속도가 빠른 사람도 있고 지연이 되는 사람도 있지만 전체적으로 볼 때 노화는 피할 수 없는 과정이다. 노년을 성인 의학의 연장으로 보는 시각도 있지만 그건 위험한 발상이다. 우선 약을 써도 노인은 절대 감량이 원칙이다. 성인 기준으로 쓰다간 자칫 생명이 위험할 수도 있다. 젊은 시절엔 감춰져 있던 문제들이 고령이 되면 방어 체력이 전반적으로 약해지기 때문에 작은 병적 요인에도 신체 전반에 큰 문제를 일으킬 수 있다. 얼마 전까지만 해도 노년 의학에 별 관심이 없던 의료계에서 최근엔 노년 의학 학회도 활발하고 부쩍 관심이 많아졌다.

노화에는 방지가 안 되는 노화도 있다. 40대가 되면 슬슬 시작되는 노화 문제는 3가지로 대별할 수 있다.

❶ 활성산소에 의한 산화: 녹이 슬 듯 우리 몸도 산화가 진행되면 처음엔 주름, 백발 등 가벼운 문제로 시작되던 게 고령이 될수록 심각한 신체 질환을 일으킬 수 있다.

❷ 단백질의 당화: 우리가 먹은 3대 영양소인 지방, 탄수화물, 단백질의 최종 산물은 나쁜 조건에서 대사과정을 거쳐 당분으로 된다. 당화는 단백질이나 지질이 포도당과 결합함으로서 품질이나 성능이 떨어지는 반응을 말한다. 이 과정에서 AGE(최종당화산물)라는 나쁜 물질이 만들어진다. AGE야 말로 온갖 질병과 노화를 촉진시키는 주범이다. 특히 단백질을 변성시키면 피부의 콜라겐이 변성을 일으켜 주름이나 기미를 만들고 혈관의 단백질이 변성되면 혈관이 딱딱해진다.

❸ 호르몬 분비의 변화: 이들이 세포, 호르몬 기능 저하 등으로 노화가 가속된다.

그러나 다행히도 식사, 수면, 운동, 스트레스 대처 등을 잘하면 노화가 지연되기도 한다. 산화는 항산화 호르몬 분비로 좋아지지만 문제는 이 호르몬이 20대에 최고조로 분비되다가 40대가 들면 반으로 줄어들어 노화가 촉진된다. 항산화 호르몬 효소는 단백질을 재료로 만들어지며 아연, 동, 망간 등의 협력과 그 외에 베타 카로틴(당근), 비타민 C, E, 폴리페놀, 폴라보노이드가 많이 함유된 식재를 섭취하는 게 좋다.

이상 통합의료에 효과적으로 많이 쓰이는 요법들을 소개했지만 이 외에도 다양한 요법들이 동원되고 있다. 요법 이름만 나열해보면 컬러 테라피, 기공, 태극권, 이미지 요법, 카이로프랙틱, 온열 요법, 반사 요법 등이 있다.
이들 요법은 이미 독립된 치료 체계를 갖춘 요법도 있고 고도의 숙련된 경험이나 전문 지식을 요하는 분야여서 관심이 있는 사람은 따로 전문 수업을 받아야 한다.

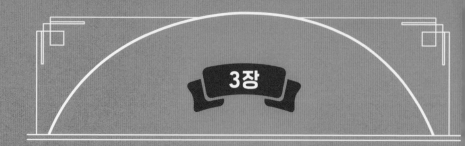

헬씨 에이징을 위한
뇌 사용법

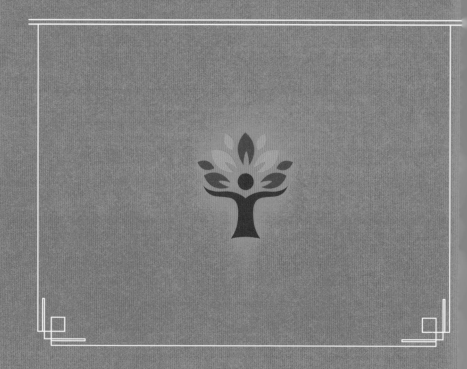

뇌 피로를 풀어라

엘리트는 쉬어도 피곤하다. 몸은 쉬어도 뇌는 쉬지 않기 때문이다. 평소 뇌를 혹사하는 엘리트들에겐 뇌 피로가 해소되어야 완전한 휴식이 된다. 그리고 뇌 휴식은 몸과는 휴식법이 아주 다르다. 그리고 평소에 생각이 많은 엘리트는 뇌 휴식이 곧 창조로 이어진다는 것이 특징이요, 축복이다. 이게 졸저 《쉬어도 피곤한 사람들》이 일반 지식인을 위한 것과는 다른 점이다. 엘리트에겐 쉼이 곧 창조의 시간이란 것이 최근 첨단 뇌 과학자들의 검증된 결론이다. 세계적인 CEO나 굴지의 기업에서 뇌 휴식을 위한 마음챙김명상Mindful Meditation을 시행하고 있는 이유가 분명하다. 이들은 대단히 바쁘고 약은 사람들이다. 도움이 되지 않는 일을 좋다고 따라 할 사람들이 아니다. 확실한 효과를 체득했기 때문이다.

DMN DEFAULT MODE NETWORK

우리 뇌는 활동 시에 많은 에너지를 소모하고 있다. 그러나 우리가 쉬고 있을 때에도 활동하는 뇌 회로가 있다. 그것이 DMN이다. 대뇌피질에 넓게 산재되어 있는 이 회로는 의도적으로 활동하지 않을 때, 쉴 때나 잘 때에 활동을 개시하는 뇌 회로이다. 문제는 뇌 에너지의 60~80%가 이 회로^{DMN}에 쓰인다. 이해가 안 되거든, 일 하다 화장실에 갔을 때 우리 뇌가 무슨 생각을 하고 있는지를 생각해 보라. 잡다한 생각들이다. 아침 출근길에서 목격한 교통사고, 오늘 저녁 초대할 손님…. 이런 잡념을 하느라 DMN은 막대한 에너지를 쓰고 있다.

뇌의 무게는 체중의 2%지만, 뇌는 신체 에너지의 20%를 쓰는 대식가이다. 잡념을 하는 DMN은 뇌 에너지의 60~80%를 쓰며 집중적인 일을 하는 사람은 평소의 5%를 더 쓴다. 아무리 일을 열심히 하는 사람도 하루에 뇌 에너지의 반 이상을 DMN이 쓰고 있다. 그러므로 뇌 휴식을 위해서는 DMN 활동을 억제해야 하며 그러한

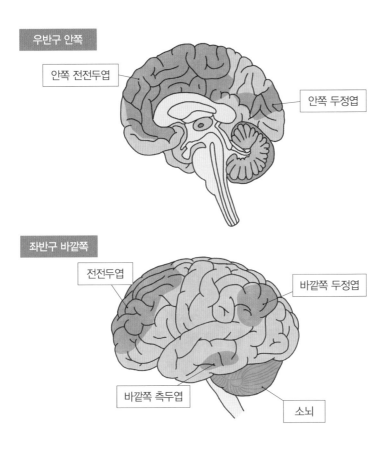

우반구 안쪽

안쪽 전전두엽

안쪽 두정엽

좌반구 바깥쪽

전전두엽

바깥쪽 두정엽

바깥쪽 측두엽

소뇌

뇌 구조를 만들어야 한다. 이게 몸 피로 해소와 다른 점이다.

많은 뇌 과학자들의 연구에 따르면 DMN도 긍정적인 측면이 분명 있다.

❶ 아이들링 상태가 유지되어야 뇌가 비상사태에 바로 개입할 수 있다.

❷ 새로 들어온 정보와 기억을 정리하여, 갈 자리에 수납함으로써 뇌의 휴식을 돕는다.

❸ DMN은 무의식의 용광로이다. 많은 정보와 기억들이 대뇌 전피질에 분산 수용되어 있다. 그 기억과 정보는 계속 편집, 수정된다. 그리고 새로운 조합 ⇒ 의미 있는 조합 ⇒ 새로운 아이디어로 떠오른다.

❹ 잡다한 생각으로 뇌가 방황하는 mind wandering을 통해 의미 있는 조합을 이뤄 새로운 창조적 발상을 하게 된다.

❺ 의도적인 활동 시보다 광범위한 DMN의 뇌 회로가 참여하여 새로운 아이디어를 많이 창출한다.

❻ 휴식하는 동안 DMN 활동은 창조로 연계된다.

쉬어도 피곤한 이유는 몸만 쉬기 때문이다.

책상에서 떨어져 소파에 편안히 앉아 쉬고 있는데도 왜 피로가 해소되지 않을까? 우리는 '쉬고 있다'고 생각하지만 쉬는 것은 몸이고, 뇌는 그 사이에도 온갖 잡념으로 활동하느라 바쁘다. 즉, DMN은 쉬지 않기 때문이다. 몸은 편안하지만 뇌는 온갖 잡생각DMN으로 바쁘다.

뇌 피로시 뇌 속의 변화

❶ 뇌 온도가 상승 → 시냅스 기능 저하

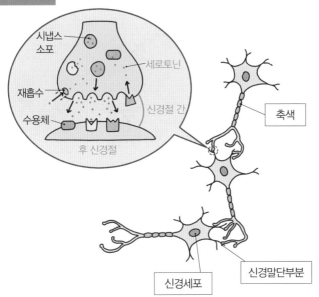

시냅스(Synapse)

시냅스 소포

세로토닌

재흡수

수용체

신경절 간

후 신경절

축색

신경세포

신경말단부분

❷ 신경전달 물질 고갈 → 뇌기능 저하

❸ 노폐물이 쌓인다.

❹ 시상하부 기능의 난조

❺ 오감의 이상 발생

그렇다면 이 뇌 피로를 해소하기 위해선 어떻게 해야 할까? 바로 뇌가 좋아하는 것을 해야 한다. 어떤 활동이 뇌가 좋아하는 활동인지 정리해 보았다. 아래 활동은 뇌력을 건강하게 하는 운동과 마찬가지이며 이는 젊음과 건강의 비결이자 치매를 예방하는 좋은 방법이니 꼭 참고하길 바란다.

❶ 새로운 것을 좋아한다.
  - 새로운 것을 보면 눈이 활짝 뜨이고 뇌가 열린다.
  - 권태, 매너리즘에 빠지는 것에 도움이 된다.
❷ 모험을 좋아한다(가벼운 스릴).
❸ 발전과 성장을 좋아한다.
  - 놀이는 좋지만 끝나면 허전하다 ⇒ 발전이 있어야 한다.
❹ 시간 제한을 좋아한다.
  - 시간의 압박 – 유용한 무기
  - 가벼운 긴박감에는 신경회로가 빨라진다.
❺ 지적 쾌감을 좋아한다.
  - 지적 체험, 변연계 공명
❻ 몰입Flow의 경지에 빠지는 것을 좋아한다.
  - ZONE에 들면 운동선수도 미친 듯이 잘한다.
❼ 가벼운 운동을 좋아한다. 사뿐한 기분이 든다.
❽ 향수에 젖는 걸 좋아한다.
❾ 자연에서 오감의 쾌적한 자극을 좋아한다.
❿ 좋은 사람과의 만남을 좋아한다.

명상이 뇌 건강에
도움이 된다

요가나 명상 같은 고대의 수행법은 돈을 거의 들이지 않고 우리 몸의 균형을 회복할 수 있는 방법이다. 과학은 이제 이런 것이 단순히 영적인 훈련에 그치지 않는다는 사실을 증명하고 있다. 날마다 20분씩 앉아서 명상을 하라. 너무 바쁘지 않다면 한 시간 동안 앉아 있으라. 눈을 감고 호흡이나 만트라에 몇 분간 집중했는데도 계속해서 마음이 분주할 때는 나는 내 생각들을 일종의 야생마라고 상상해 본다. 그 야생마에게 '워워 착하지, 워어 천천히'라고 이 지칠줄 모르는 야생마가 차분해질 때까지 나지막이 속삭이며 갈기를 쓰다듬어 준다.

데이비드 린치는 명상의 중요한 점은 더욱 더 자기 자신이 된다는 것이라고 말했으며, 조엔 보리센코는 명상은 싸우거나 도망가는 반응, 즉 두려움 반응을 중단시키고 몸의 부교감 신경계를 자극한다. 그때 바로 치유가 일어난다. 그래서 가장 기본적인 차원에서 명상은 스트레스를 완화한다고 말한다.

명상이 몸을 씻는 것만큼이나 중요하다. 그것은 마음을 깨끗하게 하고 의식을 깨끗하게 하는 것이다.

다양한 종류의 명상이 있는데 명상을 할 때 우리의 뇌하수체는 놀라운 일을 한다. 바로 옥시토신, 도파민, 릴렉신, 세로토닌, 엔돌핀을 분비하는 것이다. 이런 영적 연결을 만들 때 우리 몸이 만들 수 있는 온갖 좋은 것은 다 나온다고 보면 된다.

명상은 마음을 잠잠하게 하고 우리를 가슴에 머물게 하며 삶속에 늘 쌓여 있게 마련인 정신적 문제를 놓아버리게 한다. 규칙적인 명상 수련은 직관력을 강화해 줄 뿐 아니라 머릿속 재잘거림도 잠잠하게 해 내면의 안내자의 소리를 들을 수 있도록 해준다. 내면의 안내자의 목소리인지 자신의 머릿속에서 나오는 목소리인지 분간할 수 없다면 직관을 따를 수밖에 없다.

내가 하는 기도가, 내가 하는 명상이, 내가 하는 감사와 사랑의 생각들이 이 공간에 함께 있는 다른 사람의 치유에 혹은 지구 반대편에 있는 사람의 치유까지 영향을 줄 수 있을까?

답은 YES! 우리가 얽힘이라는 현상을 통해 깊이 연결되어 있기 때문이다. '얽힘'은 물리학 용어로 무엇인가가 통합되어 전체로서 움직이기 시작하면 물리적으로 수 킬로미터 아니 몇 광년씩 떨어져 있다 할지라도 에너지적으로 모든 것이 그대로 연결되어 있다는 개념이다.

우리는 이 지구의 일부이며 서로 서로의 일부이다. 그리고 그것이 당신에게 또 나에게 힘을 주어 우리 몸의 치유 과정과 사랑하는 사람들의 치유 과정에 참여할 수 있도록 해준다. 이런 방식을 과학은 이제 막 이해하기 시작했다.

신념은 의식의 한 측면이다. '나에겐 신념이 없어'라고 말하는 이도 있다. 그러나 사실은 누구나 모종의 신념을 가지고 있다. 얽힘, 양자물리학 그리고 성경 같은 신성한 문헌들은 기도와 의도가 효과가 있는 이유에 대해 각기 저마다의 해석을 가지고 있다.

의술을 믿든, 신을 믿든, 아니면 몸의 경이로운 치유 능력을 믿든 당신에게 가장 강하게 믿음이 가는 치료법을 찾으라.

명상은 현대 서양의학에서 받아들인 보완 요법 중 하나다.

기본적으로는 몸의 긴장을 풀고 의식을 집중하면서 심신을 이완 상태로 이끄는 심적 훈련법이라고 할 수 있다. 의식의 각성을 촉진하거나 혹은 잠재 능력을 높이거나, 또는 호흡법과 결합해서 자율 신경을 안정화시키기 위한 자기조절법으로 활용된다.

명상이 서구 사회에 받아들여진 계기는, 1957년 과학자이자 교육자인 마하리시 마헤쉬 요기^{Maharishi Mahesh Yogi}가 서구 사회에 소개하면서부터다. 마하리시가 소개한 초월 명상은 아이부터 노인까지 가능한, 간단한 만트라(진언)를 이용한 명상법으로 영어로는 Transcendental Meditation이라고 하는데, 머리글자를 따서 TM 명상이라고 알려졌다.

명상이 특히 미국에서 널리 대중화되는 데는 달라이라마의 공이 크다. 미국 동부 명문대학을 중심으로 New England Frontier Science Group이라는 젊은 뇌 과학자들의 모임이 있는데 이들은 매 2년마다 달라이라마를 초대하여 1주간 인터뷰는 물론이고 온갖 검사를 다 한다. 달라이라마의 뇌파는 명상을 할 때 후대상피질 기능이 떨어지는데 여기가 인간 뇌의 욕심의 중추이므로 이 기능이 떨어지면 욕심이 없는 평안한 마음이 된다. 그런데 달라이라마의 뇌파는 명상을 안 하고 있을 때에도 명상을 하는 것과 똑같은 현상이 일어난다. 스님들의 오랜 명상 생활에서 비롯되는 일로 생각된다. 이것을 실증하기 위해 티베트 사원에 가서 그곳 승려들을 검사한 결과 달라이라마와 똑같은 뇌파가 나온다는 것을 확인하고 다음과 같은 결론을 내렸다. '이제 명상은 동양의 신비가 아닌 증명된 과학이다.' 1990년대 초반의 일이다. 그날 이후 미국에서 명상은 폭발적 붐이 일어난다. IT 기업에서 소위 마음챙김 명상Mindefulness Meditation 붐이 일어났다. 직장 분위기가 한결 밝아졌고 동료들 간에도 경쟁이나 질투, 시기보다 욕심이 없어지니 뜨거운 동료애로 뭉치게 된다.

인종, 종교, 정치 체제 등의 벽을 넘어서 널리 퍼져, 현재 140개가 넘는 나라에서 약 500만 명의 사람들이 실천하고 있다고 한다.

초월 명상은 아침과 저녁의 하루 2번, 15~20분간 편하게 앉아서 눈을 감고서 한다. 정기적으로 행하면 마음이 안정되고 신진대사율이 저하되는데, 그 결과로 스트레스와 피로가 해소되면서 활력을 되찾을 수 있다.

이 같은 생리적 효과에 관해서는 이미 각국의 대학 및 연구 기관에서 실증했다. 초월 명상 중 신진대사율의 저하를 산소 소비량을 기준으로 계측하면, 숙면 시와 비교해서 단기간에 약 2배의 깊은 휴식을 얻을 수 있다는 사실이나, 초월 명상을 행하는 사람의 뇌파를 측정했더니 우뇌와 좌뇌의 기능이 통합되면서 분석력, 통합력, 집중력, 이해력, 운동 기능 등 심신 전체의 균형이 향상된다는 연구 결과 등이 보고돼 있다.

또 기타 명상의 연구에서도, 암이나 에이즈 같은 만성 질환 환자의 면역력을 높이거나, 고혈압이나 심장병 환자의 치료, 혹은 알코

올 의존증이나 약물 의존증 환자의 재활을 보조하는 효과가 있다는 사실 등이 확인되었다.

명상의 가장 특징적인 효과는 이완 효과로, 근육의 긴장을 완화시키고 피로 물질인 젖산치를 낮추며, 산소 소비량과 심박수를 줄이고 자율 신경을 안정화시킨다. 또 훈련에 따라서는 혈압을 내리는 일 등도 가능하다.

이처럼 명상은 심신의 이완을 얻기 위해서는 매우 효과적인 방법이지만, 잘못된 방식으로 적용하면 생각지도 못한 문제에 직면하는 경우도 있다.

명상은 자율신경 조절의 유일한 수단이다. 명상을 통해 자율신경을 조율함으로써 스트레스를 완화할 수 있고 불안과 우울함을 치유할 수 있다. 마음과 심리가 안정되면서 자연스럽게 신체의 면역력이 강화된다. 명상의 가장 중요한 세 가지 요소는 자세, 호흡, 의식이다. 이 요소가 어우러져야 명상의 효과를 극대화 할 수 있다.

명상의 3요소

❶ 자세

1) 정좌가 기본

2) 허리를 반듯하게!

3) 편안하게 반가부좌나 의자에!

4) 턱을 약간 앞으로 당겨!

❷ 호흡

1) 아랫배로 천천히, 길게, 부드럽게!

2) 호기 : 입으로, 가늘게 입을 열어!

3) 흡기 : 코로!

❸ 의식

1) 호흡에 집중

2) 잡생각이 떠올라도 상대하지 않는다.

3) 그냥 조용히 바라만 본다

평소 우리 생활은 욕심으로 넘친다. 욕심이 채워지면 쾌락중추가 활성화되어 기분이 아주 좋다. 명상은 아욕의 중심 후대상피질을 억압하여 욕심을 줄여준다. 미국 첨단기업이 명상을 함으로써 지나친 개인의 경쟁보다 회사 전체를 생각하는 기업문화를 정립하고 있다.

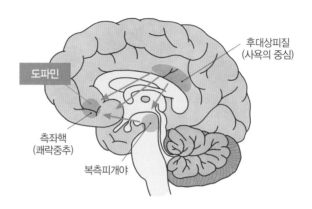

명상의 3요소 중 무엇보다 중요한 것은 호흡이다. 자율신경은 우리 명령대로 듣지 않고 스스로의 리듬에 의해 자율적으로 조정된다. 가령 무대공포증 환자는 무대에 올라가는 생각만으로도 숨이 가빠온다. 호흡이 거칠어지고 맥박이 빨라진다. 불안으로 온몸이 긴장 일색이다. 자율신경 중 교감신경이 흥분상태이기 때문이다. 좀 조용해라. 차분해라고 말해봐야 듣지 않는다. 이때는 호흡을 천천히 함으로써 교감신경 흥분을 가라앉힐 수 있다. 이게 유일한 방법이며 참 고마운 기능이다.

아로마 테라피는
심신을 안정시킨다

아로마 테라피는 식물에서 추출한 천연의 정유 성분(에센셜 오일)을 이용한 치료법이다. 그 연구가 시작된 것은 1910년 프랑스 화학자인 르네 카테포세의 우연한 발견에서 비롯되며 그가 저술한 두 권의 저서가 나오면서 정립되었다.

아로마는 그 독특한 향기를 통해 우리 마음을 진정 시키는 효과가 있는 것으로 정평이 나있다. 특히 심신 안정 효과가 있는 라벤더는 신경 안정, 행복 호르몬으로 알려진 세로토닌이 분비된다는 연구 보고로 세로토닌 아카데미에서는 아주 귀중한 특별 물질로 여기고 있다.

마사지나 입욕, 습포, 증기, 흡입 등의 방법으로 체내로 침투시키면 스트레스 해소, 자연 치유력 증강, 항암 등 여러 가지 의학적 문제에도 큰 치료적 효과를 기대할 수 있다. 아직 우리나라에는 공인 자격증이 없이 민간 협회에서 발행하는 자격증만 있지만 자격증 시험을 거쳐 영국과 미국의 교육 센터에서 전문가 자격을 취득할 수 있다.

국내 의료기관에선 아직 아로마 테라피를 치료 목적으로 활용하지 않고 있지만 몇몇 관심이 있는 인사들은 여러 가지 임상 장면에서 사용하고 있다. 향기 요법은 성 기능 장애에도 효과가 있다는 보고도 있고 기억력 회복, 학습 능력 증진 등이 보고되고 있는데 이것은 기억 중추 해마에 좋은 자극을 주고 있기 때문으로 풀이 되고 있다. 그 외에 다양한 임상적 효과가 있는 것으로 보고되고 있다.

유머감각을
놓치지 말아야 하는 이유

지중해 식단이 유네스코에서 문화재로 지정된 이유는 먹거리도 중요하지만 식당 분위기가 웃음이 넘치는 즐거움이 가득하기 때문이다. 지중해 식단을 소개하면서 유머 한 꼭지를 서두에 마련한 사연이 이해되었을 것이다. 이탈리아 가정으로 시집을 간 한국 여성에게 어떤 점이 가장 힘든지 물으니까 가족 모임엔 꼭 유머를 챙겨야 하는 것이 힘들다고 말했다. 한국에 없는 문화여서 힘들었는데 이젠 유머를 찾는 과정이 즐거운 시간이 되었노라고 했다.

우리 주변에도 유머를 잘하는 사람이 있다. 소재는 별것 아니어도 이 친구가 이야기하면 좌중에 폭소가 터진다. 이럴 때 뇌 속에선 긍정 호르몬이 분비된다. 세로토닌을 중심으로 도파민 등이 함께 분비되면 식탁은 물론이고 일상생활이 즐거움으로 넘친다. 사람들이 그의 주위에 모여들 수밖에 없다.

요즘은 웃음치료가 인기다. 사람들은 모두 웃음에 목말라하고 있다. 유머는 웃음을 유발하고 긍정 호르몬이 뇌에 넘쳐나게 한다. 유머는 여유가 있어야 한다지만 오히려 어려운 때에 있어야 하는 것이 유머요, 웃음이다.

포로 생활을 생생하게 기록한 유명한 저서 《죽음의 수용소에서》를 쓴 빅터 프랭클 교수도 그 지옥같은 환경에서 살아남기 위한 수단으로 동료들과 함께 매일 유머 하나씩을 하기로 약속했다고 전한다. 그게 그 지옥 같은 생활에서 생존할 수 있었던 비결이라고 말한다.

유머는 난처한 경우에도 아주 유용하다. 미국 레이건 대통령의 유머는 유명한 일화이다. 어쩌면 그가 말한 유머가 대통령으로 당선되는 데 큰 역할을 했을지도 모른다. 상대 후보인 먼데일과의 TV 토론회에서 레이건은 너무 피로하고 늙어 지친 모습이어서 젊은 먼데일에게 열세였다. 이를 눈치 챈 먼데일이 토론회에서 이렇게 말했다. "대통령직을 수행하기엔 나이가 너무 많은 게 아닌가요?" 결정타를 날린 셈이다. 레이건은 미소를 머금은 채 응수했다. "저는 이번 선거에서 상대 후보가 너무 젊어 경험이 부족한 것이 아닌가 생각하지만 그래도 나이 이야기는 안 하기로 했습니다."
와! 기막힌 커운터 펀치다. 이 한마디로 판세는 역전했고 결국 레이건의 승리로 선거가 끝났다. 사람들은 여유가 있을 때 유머가 나온다고 생각하지만 오히려 어렵고 힘든 환경에서 나오는 것이 유머다. 타고난 유머리스트 마크 트웨인은 유머는 암수暗愁에서 나온다고 말했다. 소재만 좋으면 누구나 할 수 있는 것이 유머다. 좀 썰렁해도 괜찮다.

기쁜 뇌는 늙지 않는다

어디 인간만이랴. 지구상의 모든 생물은 상쾌한 자극을 원한다. 이건 생물체의 본성이다. 특히 고등동물 인간은 불쾌는 피하고 상쾌를 추구하는 본성이 어느 생물체보다 강하다. 감정은 크게 긍정과 부정으로 분류된다. 심리학에서는 긍정심리학이 부각된 것도 상쾌한 자극을 추구하는 인간의 본성에 연유한다. 긍정 정서는 기분 좋은 긍정 호르몬이 총출동한다. 세로토닌, 도파민, 엔도르핀은 물론이고 성 호르몬까지 동원된다. 즐겁고 행복하라. 이런 상태의 뇌가 늙을 순 없다.

스트레스에도 부정과 긍정, 양면이 있다. 일반적으로 스트레스는 부정적인 측면이 강하게 부각되지만 꼭 그렇지만도 않다. 긍정적인 스트레스도 있다. 우리는 이를 유스트레스Eustress라고 부른다. 스릴러 영화나 서커스, 자동차 경주 등을 볼 때는 숨도 못 쉬고 손에 땀이 난다. 굉장한 스트레스다. 하지만 우린 이를 즐기고 있다. 이것이 바로 유스트레스다. 이럴 때는 물론 긍정 호르몬이 분비된다. 거기에 반해 일반적인 스트레스는 유해한 자극이며 전문가들은 이를 디스트레스Distress라고 부른다. 우리가 보통 쓰는 스트레스라는 말은 물론 디스트레스를 말한다. 부정적인 감정에 휩쓸리거나 부정적인 스트레스가 쌓이면 공격성 호르몬인 노르아드레날린Noradrenaline이 분비된다. 분노 상태가 되거나 우울감에 빠진다. 이런 부정적인 감정이 노화를 촉진하는 자극제가 된다.

세계 건강장수촌 연구에서 그들의 공통적인 특징 중 하나는 '낙천성'이라는 사실이 밝혀졌다. 긍정 정서―긍정 호르몬이 노화를 지연시킨다는 결론이다.

3부

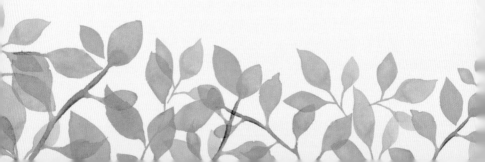

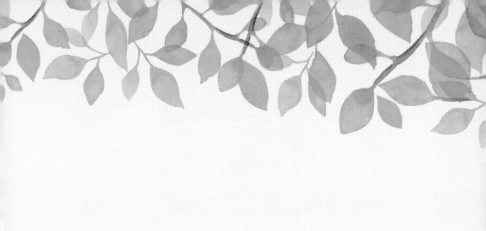

미래 의학으로 가는 길

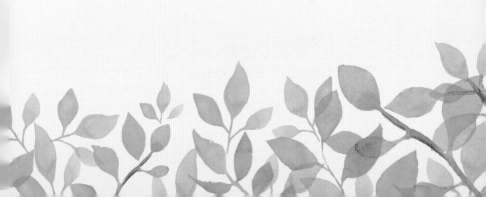

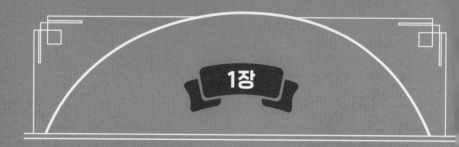

통합의학은
미래 의학이다

조병식 원장

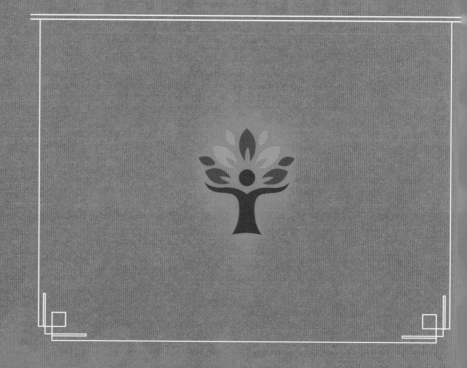

현대 의학의 눈부신 발전,
그런데 암과 만성 질환은
낫질 않는다

현대 의학은 최근 120여 년 동안 눈부시게 발전하며 인류의 삶에 지대한 공헌을 해왔다. 오랜 세월 인간에게 치명적이었던 각종 전염병들이 대부분 사라졌고, 평균 수명 역시 과거와는 비교도 할수 없을 만큼 늘어나 '100세 시대'라는 말이 놀랍지 않을 정도다.

그럼에도 불구하고 현대 의학이 돌파하지 못한 가장 본질적인 문제가 있으니, 그것은 바로 겉으로 드러난 병의 증세만 다룰 수 있다는 점이다. 항생제, 항암제처럼 서양의학의 약물들은 대부분 앞에 항抗자가 붙어 있다. 여기서 '항'은 병과 대적하여 싸운다는 뜻이다. 항생제는 세균과 싸우는 약인데, 이는 세균은 물론 인체에 유익한 균마저 없애버려 면역력을 저하시킨다. 항암제는 암세포를 죽이는 약이지만 건강한 세포마저도 무차별적으로 공격해 암 환자를 더욱 힘들게 만든다.

물론 응급조치가 필요한 외상이나 급성 심근경색, 뇌졸중 등은 골든타임을 지켜 병원에서 적절한 조치를 받아야 한다. 여기에 효과적인 치료가 근대 서양의학이다. 문제는 근본 원인을 제거하는 것이 아니라 증상을 없애는 것에 초점을 맞추고 화학약물로만 대처하는 태도다. 예를 들어 혈당이 오르는 것은 몸이 보내는 하나의 신호라고 볼 수 있다. 따라서 혈당이 오르는 이유를 생각해보고 그 원인을 찾아 개선하는 것이 필요하다. 고혈압, 고지혈증 역시 합병증이 생기기 전까진 이렇다 할 증상을 일으키지 않는다. 건강검진을 통해 혈당, 혈압, 혈중지질 등에 경고등이 켜진 것을 발견한다 해도 그 수치를 낮추는 약을 처방할 뿐이다.

만성 질환은 약도 필요하지만 병을 만든 식습관이나 생활습관, 스트레스, 노폐물과 독소, 밸런스가 무너진 자율신경, 호르몬, 면역체계를 그대로 두고 제대로 된 치료가 이뤄지지 않는 것이다.

암치료도 마찬가지다. 최근까지 항암치료나 수술기법은 많이 발전했으나 암 사망률은 큰 변화가 없다. 전 국민 암 검진 사업 덕분에 조기 발견율이 높아지고 표적치료제 개발 덕분에 5년 생존률은 높아졌지만 20년 전이나 지금이나 암 사망률은 27%대로 똑같다.

우리나라에서는 여전히 사망률 1위를 달리고 있다. 3, 4기 암은 치료가 안 되기 때문에 사망률에는 변화가 없는 것이다.

보완대체의학은
세계적인 추세가 되고 있다

　이런 이유로 나온 것이 보완대체의학이다. 미국에서 "암과의 전쟁은 실패했다."라는 선언이 나온 것이 1997년인데, 이를 전후로 1993년에 미 국립보건원NIH에 대체의학 연구소가 설립되었고, 1998년에는 보완대체의학 연구소NCCAM로 확대 개편되었다. 이후에 자연의학과 중의학이나 한의학, 심신의학 등 보완대체의학은 많은 연구가 이루어지고 많은 논문이 나오면서 근거를 가진 새로운 의학으로 발전했으며, MD 앤더슨 암센터 등 미국의 많은 암전문병원에서 임상에 적용하고, 전 세계적으로 확산되고 있는 추세다.

　그런 현상은 우리나라도 다르지 않다. 20여 년 동안 많은 기능의학, 대체의학 학회가 생기고, 여기에 참여하는 의료인들이 수천 명에 이른다. 그런데 대학병원에 생겼던 대체의학과가 임상을 못하는 등 여러 가지 요인으로 발전하지 못하고 문을 닫게 되고, 양·한방 통합의료를 지향하며 만들어진 병원들도 실제적인 통합의료를 실현하지 못하고 유명무실화되고 말았다. 대한민국의 이원화된 의료는 오히려 통합의료가 발전하는 데 걸림돌이 되고 있는 것이다. 중의학과 현대의학이 함께 하는 중국이나 의사들이 한방약을 다루는 일본에서는 자연스럽게 통합의료가 이루어지는 것과는 정반대의 현상이 벌어지고 있는 셈이다.

현대 의학과 보완대체의학이 합쳐지면 시너지효과를 낼 수 있다는 것은 의심의 여지가 없다. 필요에 따라서 수술이나 침습적인 치료법, 약물치료를 하더라도 보완대체의학으로 그 부작용을 완화하고, 몸, 마음, 에너지장 등 여러 근본적인 문제들을 찾아 이를 개선하는 접근을 한다면, 치료율과 삶의 질을 높일 뿐만 아니라 의료비도 낮추는 등 여러 가지 이점이 있을 것이다.

통합의료는 미래 의학이다

많은 전문가들은 유전자검사를 통해서 환자별 맞춤형 치료와 예방이 이루어지는 시대가 곧 올 것으로 예상하고 있다. 그 맞춤형 치료에는 약물치료 뿐 아니라 식이요법과 영양요법, 천연물치료, 심신의학적 치료가 함께 포함될 것이다.

현대의학으로 치료가 어려운 난치병 환자들도 이 맞춤형 치료를 통해서 호전이 되고, 병을 앓기 전에 예방을 할 수 있을 것이다. 암과 만성 신부전증, 치매나 파킨슨병과 같은 퇴행성 뇌질환, 대사 증후군 뿐만 아니라 노화도 마찬가지다. 후성유전학과 해독재생의학, 프리모관 연구, 항노화 연구 등이 그것이다. 한국의 통합의료자들이 그 길을 열고 있다.

한국의 의사, 한의사가 함께 참여해서 곧 설립할 연구소와 병원의 명칭은 미래의학연구소, 미래의학병원이다. 통합의료 프로토콜로 개인별, 질환별 맞춤형 처방을 만들기 위해 임상을 통해 빅 데이터를 마련하고 AI를 활용한 데이터사업으로 미래의학 플랫폼을 만드는 작업을 진행하고 있다.

포스트-코로나 시대
통합의료가 더 절실하다

코로나19는 4차 대유행을 거치면서 전 세계가 비슷한 현재의 방역정책, 즉 화학백신과 사회적 거리두기만으로는 한계가 분명해지고 있어, 더 근본적인 대책이 요구되고 있다. 위드—코로나는 불가피하며, 예방과 환자 치료에 중심을 두어야 한다.

아시다시피 기저질환을 가진 취약계층에서 사망자가 늘고 있는 이유는 면역력이 떨어져 있기 때문이다. 따라서 그들의 면역력 향상을 위해서 영양관리와 건강관리가 필요하다. 물론 백신이 감염률과 사망률을 낮출 수 있지만 이것만으론 부족하다. 면역력 향상, 영양관리, 건강관리는 보완대체의학의 주 종목이기 때문에 통합의료적 관리가 이루어지면 예방과 환자 치료에 더 좋은 결과를 기대할 수 있다.

또한 신종 감염병 치료제와 관련해서 천연물도 적극적으로 발굴해서 임상시험을 할 수 있도록 해야 한다. 천연물은 연구개발이 미진할 뿐, 화학약물보다 안정적이며 효능을 기대할 수 있는 많은 물질이 있다.

우리 사회가 함께 통합의료를 만들어야 한다

의료인들은 자기가 하는 의학에 대한 강한 자부심으로 다른 의학에는 마음을 잘 열지 못한다. 또한 대한민국은 의사협회와 한의사협회의 밥그릇싸움으로 인해서 그런 현상을 더 부추기고 있어 통합의료를 기대하기가 힘들다.

피해를 보는 것은 우리나라 국민들이다. 현대의학만으로 치료가 되지 않아서 한의학이나 대체의학을 찾는데, 여기저기 다니면서 비용은 비용대로 들고, 눈치보기로 몸과 마음을 더 힘들게 만든다.

의료인들은 서로를 존중하는 열린 자세와 환자를 위한 의료인 본연의 마음으로 통합의료를 받아들여야 하며, 환자와 보호자들, 대한민국 국민은 생명보호와 건강을 위해서 정부와 의료단체들에 통합의료를 요구해야 한다. 그렇게 함께 통합의학, 통합의료를 만들어나가야 한다.

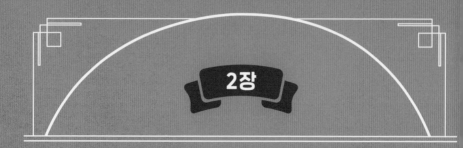

2장

세계의 통합의료
현황 및 연구 과제

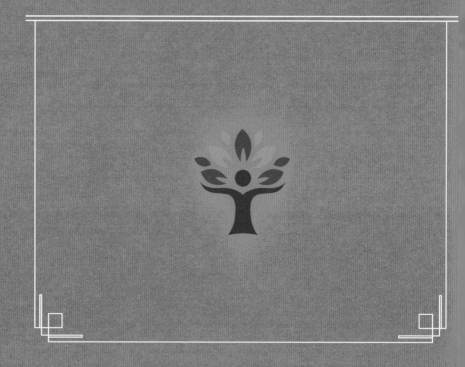

아시아의 전통의학

한의학은 양생술養生術을 생활 속에서 실천할 것을 권장한다. 양
생술은 자연의 근본 원리를 담고 있으며, 건강과 질병에 많은 영향
을 미친다.

한의학에서 양생술은 시간의 흐름에 따라 기를 어떻게 조절하
느냐에 달려 있다. 이는 자연의 변화에 따라 인체의 기가 변하기
때문이다.

티베트 전통의학에서는 건강과 음식의 관계를 특히 강조한다.
계절과 날씨에 따라 음식의 종류와 요리 방법을 달리하는 티베트
사람들의 방식이 그 지방 사람들의 건강 유지에 많은 영향을 주

었다.

양생술이 한의학에만 국한된 것은 아니다. 고대 그리스 사회에서 양생은 삶의 총체적인 기술로 두 가지 다른 방식으로 실천되었다.

『히포크라테스 전집』에 포함된 「고대 의학에 관하여」는 양생을 의술에 부수적인 치유 방식으로 보지 않고 의학의 탄생이 아예 양생에서 본질적으로 비롯되었다고 기록하고 있다. 이에 반하여 플라톤은 양생술을 의술의 변화에서 유래된 것으로 보았다.

그리스 신화에 등장하는 치료의 신인 아스클레피우스와 그를 추종하는 의사들이 양생술을 하지 않은 것이 아니라 당시 그리스 사람들의 생활 방식이 자연과 일치하여 살았기 때문에 따로 양생술이 필요하지 않았기 때문이다.

고대 서양의학에서는 양생술이 인간의 건강을 좌우하는 데 중요한 잣대가 된 것은 분명한 사실이다. 서양에서 양생술이 철학적 사유를 통해 심화되어온 것처럼 동양에서는 도가사상의 영향을 많이 받았다.

조선 시대의 유학자들은 일상생활 속에서 양생법의 지혜를 터득하였는데 음식, 의복, 목욕, 술, 차 등과 관련한 방법들을 제시하였다.

중국의 전통의학

전통의학은 유사 이래 인류가 다듬어온 치유의 기술로 중국의 전통의학을 비롯하여 인도, 그리스, 이집트 의학 등이 대표적이다. 이후 이들 전통의학이 서로 교류, 융합하면서 티베트 의학이나 유나니Unani 의학, 인도네시아 전통의학 등으로 분파되어 나갔다.

한편 중남미에서 잉카 문명과 마야 문명 모두 전통의학이 존재하는데 그곳에서 사용된 전통적인 의학은 현재에도 여전히 그곳 사람들이 계승하여 사용하고 있다. 이들의 기층문화에는 배울 점이 많다. 각각의 다른 문화 속에서 공통으로 보이는 '치유의 문화'를 현대적 의미로 해독하는 작업이 통합의료 구축에도 중요하다는 사실을 간과해서는 안 될 것이다. 왜냐하면, 전통의학의 바탕에는 통합의료의 근간을 이루는 의료 철학에 필요한 생명관, 사생관 등에 대한 시사점이 많은 요소가 포함돼 있기 때문이다. 예를 들면 앞에서도 언급했지만, 샤먼이 지닌 치유의 마음이나 지혜와도 상통한다.

그러나 본저에서는 우리 생활과 거리가 먼 나라의 의료 문화보다 우리 문화권과 직, 간접적으로 영향을 미친 아시아권의 전통의학을 간단히 살펴보고자 한다. 나아가 통합의료의 기초를 만드는 데 일조가 될 것으로 믿는다. 특히 중국의 한의학은 역사도 깊고 우리에게도 가장 많은 영향을 미친 것으로 생각된다. 한의학에서는 고전적 의서에서 서술한 신체관이 근간을 이루는데 그 기본에 있는 것이 기氣의 개념이다. 우주는 기에서 창조되었으며 만물은 기에서 발생한다는 기의 사상은 춘추전국시대 말기부터 노자, 장자가 주장했는데 사람(소우주)의 형태와 기능이 하늘(자연계, 대우주)과 상응한다고 보는 천인합일天人合一 사상과 함께 삼라만상을 이해하기 위한 근본적인 사상으로 자리를 잡았다. 그리고 기가 '음과 양'에 더해 오행의 다섯 가지 요소로 보는 음양오행론에 기초한 질병관이 한의학의 핵심을 이루고 있다.

병은 체내에서 기의 흐름이 흐트러지고 음양오행의 조화가 깨지면서 일어난다. 따라서 질병을 대할 때는 자연과 조화된 생활에 더해 약초 치료나 기공, 경혈 자극, 침과 뜸 등을 처방하여 체내 기혈의 흐름을 바로 잡는 데 주안점을 둔다.

인도의 아유르베다 치료법

우리와는 특별한 관계가 없는 치료법이어서 자세한 설명은 생략하기로 한다. 치료는 그 사람이 가진 육체, 정신, 영혼의 '도샤' 균형을 되찾는 데 목적을 둔다. 의사의 상담과 진단에 현재의 건강 상태뿐만 아니라 성격과 생활환경 등도 모두 포함해서 종합적으로 환자의 상태를 진단한다. 도샤의 균형을 바로 잡기 위해 의료진과 함께 환자 자신도 적극적으로 함께 하는 것이 특징이다. 구체적인 요법에는 식사 요법이나 허브 요법도 포함한 전체적인 프로그램을 처방한다.

기본적으로 체내에 정체된 도샤나 불완전 연소물(아마) 등을 정화하기 위해 오일을 온몸에 도파한 뒤 마사지하고 그 후 사우나로 땀을 빼고 나서 관장 등을 행하는 정화 요법이 주 치료이다. 식사 요법을 대단히 중시하여 요가와 명상도 함께 시행한다.

아유르베다 의학은 미국 일부에서 상당히 인기가 있는 프로그램이다. Dr. Chopra Clinic에서의 프로그램인데 초프라 박사는 하버드 의대를 졸업한 후 아유르베다 의학을 서양의학에 절묘하게 절충하여 미국에서 상당히 인기를 끌고 있다.

티베트의 티베트 의학

티베트 의학은 고대 인도에서 체계화된 아유르베다가 불교의 전파와 함께 티베트로 전해진 이후 티베트 특유의 문화 풍토 속에서 독자적으로 발전했다. 또 티베트는 지정학적 위치상 주위 여러 나라와 인접했기 때문에 티베트 의학은 한의학과 이슬람권의 전통의학인 유나니 의학의 영향도 받았다.

근본 사상은 인체를 구성하는 3가지 체질이 다 모여야 비로소 인간의 몸이 성립된다고 생각한다. 티베트 전통의는 불교를 공부한 뒤에 의학을 수련한다. 최근엔 중국 유일의 티베트 의학 종합체인 Arura Tibetan Medical Center가 설립되면서 순수한 티베트 의사가 육성되고 있다.

이상 아시아의 3대 전통의학을 개략적으로 살펴본 결과 몇 가지 특징적인 소견이 보인다

❶ 대자연의 힘을 중시하며 인체를 작은 우주로서 파악한다.
❷ 체내의 구성 요소와 균형을 중시한다.
❸ 심신의 치유와 양생을 위해 약효가 있는 자연 재료를 사용, 자연 치유력을 끌어낸다.

수천 년에 걸쳐 서민의 지지를 얻어온 치유의 문화, 거기엔 질병을 법칙성 붕괴로 파악하는 공통된 인식이 있다. 그 무너진 상태를 독소 배출 촉진 등으로 본래 상태로 되돌리는 것 즉, 체내의 항상성, 치유력을 끌어올리는 것이 곧 아시아에서 추구해온 치유와 자연 의학의 기본 개념이다.

일본의 통합의료 실상

일본 의료에서도 오랫동안 전통의학이 이어져 왔으며 특히 중국 의학의 영향이 커서 아시아 다른 나라 의료와 크게 다르지 않았다. 다만 일본은 아시아 어느 나라보다 근대 서양의학을 발 빠르게 도입하여 일본 의학의 주류로 등장하기에 이르렀다. 그런 영향으로 통상의 의료 기관에서는 보험 진료(주로 근대 서양의학) 외의 자연요법이나 대체의료 등 전통의학을 동시에 행하는 의료 행위는 금지한 제도가 있었다. 실제로 의사나 간호사가 허브 치료나 아로마 치료, 동종요법 등 여러 가지 대체의료의 지식이나 수기를 습득해도 이를 환자에게 제공할 수 있는 법 제도가 마련되어 있지 않다. 그러나 실제로 일본 의사 중에는 그러한 의료 제도가 시대에 뒤떨어진 제도란 것을 실감하고 독자적으로 여러 가지 대체의료를 연구하고 있는 이들이 있다. 서양의학이 잘하는 분야와 그 외 여러 가지 형태의 의료의 장점을 합친 의료, 그리하여 인간을 보다 다각적으로 생각하는 통합의료가 시작되어야 한다는 주장이 일부 의사들로부터 제기되었다. 새로운 의료 체계를 일본 독자의 문화나 가치관, 사회적 환경을 합쳐 새로운 의료 분야가 구축해야 할 시기가 왔다는 것을 실감하기에 이르렀다.

일본의 통합의료는 한의학이 따로 제도권에 마련된 한국과는 달리 서양의학을 공부한 의사가 통합의료의 필요성을 공감한 후 공부를 따로 함으로써 통합의료가 쉽게 이뤄졌다. 물론 일본에서도 현대 서양의학 종사자, 특히 의사들은 대체의료 분야에 대단히 회의적, 부정적인 사람이 많다. 한편 대체요법가 측에서도 서양의학에 비판적 또는 타 분야 대체의료에 부정적 태도를 보이는 사람이 많아서 통합의료 체제 구축에 상당한 곤란이 있었다. 그러나 통합의료 필요성을 인식하고 문호를 개방한 일부 열성적인 선구자들의 헌신적인 계몽 활동으로 일본에도 통합의료 제도가 정착되어가고 있다.

일본 홀리스틱 의학 협회

통합의료 설립에 선구자적 역할을 해온 오비쓰 료이치와의 대담에서 밝혀진 현장 이야기다. 한마디로 구미와 비교해 일본의 통합의료는 관, 민, 공히 뒤처져 있다. 또한, 몇몇 의료 종사자나 민간인에 의한 본격적인 계몽, 보급 활동은 1980년대부터 시작되었다. 대표적인 단체 〈일본 홀리스틱 의학 협회〉가 1987년 설립되어 늦게나마 크게 호응을 받았으며 일반인들에게 많은 정보 제공을 해왔다. 의사, 치과의사, 침구사 등 의료 종사자를 비롯하여 건강에 관심이 있는 일반인도 적극적으로 참여하고 있다. 협회에선 참으로 다양한 계몽 활동을 펼치고 있다. 회장인 아쓰지 박사는 홀리스틱 의학의 전망을 이렇게 이야기했다.

"20세기 서양의학이 인간의 신체성을 대상으로 크게 성공을 이뤄왔고, 새로운 세기를 맞아 신체성을 넘어 정신성, 영성에도 주목하는 의학을 기다리는 소리가 높아졌다."

그것이 대체요법의 태두에서 통합의료로 향하는 세계적 조류다. 홀리스틱 의학은 인간 전체가 대상이며 대체도 없고 통합도 없다. 생로병사를 그대로 대상으로 하는 의학이므로 갈 길이 멀다. 그러나 저 앞에 목표가 보이는 것도 사실이다.

일본에 이러한 붐을 일으킨 사람은 애리조나 대학교의 안드류 와일 박사의 공헌이 절대적이다. 그리고 일본에도 차츰 그런 내용의 클리닉이 개설되기 시작한다. 이렇듯 비록 소수지만 '의료나 건강의 새로운 시대'를 지향하는 건 시민 단체다. 1982년 본격적인 통합의료를 향한 조직 〈일본 대체, 상보, 전통의료 연합회〉가 발족하였다. 그 이념은 동양의 지혜와 서양의 과학을 융합한 '제3의 의학'의 정립을 지향한다. 그 후 다양한 연구 활동을 통해 미국의 NIH와의 협력하에 '국제, 상보, 대체의료 대학' 설립이 제안되었다.

2001년 아쓰미 박사의 제창으로 〈일본 통합의료 학회JIM〉가 설립되었다. 활동 방침은 아래와 같이 미래 개방적이다.

❶ 근대 서양의학뿐만 아니라 기타 의료를 통합해서 환자 중심의 의료를 확립한다.

❷ 통합의료 실현을 위해 교육, 연구, 제도 등의 개선, 개혁을 추진한다.

❸ 국제 교류로 관련된 학회, 협회 등과 긴밀한 협업을 한다.

한 걸음 더 나아가 국제 통합 미래 의학회의 선언은 다음과 같다.

'서양의학이나 동양의학 등을 취합하여 국제적으로 전통의학이 포함된 각계의 영지를 모아 개개인에 유익한 의료를 실현하기 위한 연구와 실천적 활동을 하며 이를 통해 의료계의 발전에 기여함과 동시에 국제 협력을 다 하고 넓게 인류 복지에 공헌함을 목적'

으로 한다.

현재 우리 한국 의학은 소위 양방, 한방으로 나뉘어 있다. 독자적인 발전을 하고 있지만, 통합의료란 측면에선 통합이 오히려 어려운 측면도 있다. 권위적인 생각과 함께 전문성에 대한 공격으로 보는 등 통합이 더 어려운 부분이 있다는 것도 부인 못할 사실이다. 그러나 일본은 다른 나라와 마찬가지로 근대 서양의학을 공부한 의사가 한방에 관심을 갖고 따로 공부하기 때문에 통합이 잘 이뤄져 있다. 물론 이런 의사가 수적으로 많진 않고 자격증이 따로 있는 것도 아닌 것 같다.

일본 최초의 통합의료 빌리지

2003년 7월 일본 최초의 통합의료 빌리지에 대한 이야기를 빼놓을 수 없다. 야마모토 다쓰다가 박사의 야심작이다. 필자는 1990년대 말 오비쓰 박사 소개로 만나 통합의료 빌리지 설립 계획에 관한 이야기를 듣고 상당히 놀랐다. 보수적이고 권위적인 일본 의료계에 과연 그런 빌리지가 설립될 수 있을까 하는 의문도 있었지만, 당시 야마모토 박사의 아주 구체적이고 확신에 찬 모습이 인상적이었다. 그는 당시 미국 애리조나 대학교 와일 박사의 영향을 받아 그대로 실천에 옮겨 2003년 드디어 4년 만에 완공하여 개원했다. 필자는 당시 힐리언스 선마을을 기획하고 있었지만, 그의 계획이 내게도 좋은 자극제가 되었다. 그는 참으로 이상적이고 완벽한 구상을 하고 있었으며 개원 이래 오늘까지 통합의료의 전형을 보여주고 있다. 현대 서양의학 이외에 한의학(한방, 침, 뜸, 식양생 등), 동종요법, 아로마 테라피 등 각종 허브 및 건강식품 등의 의료 방법과 수기를 준비해놓은 상태에서 통합의료 진단과 각종 건강 지도 등을 행하며 또 의료 자격증 취득자를 대상으로 한 교육 기관인 통합의료 학교 설립을 위한 준비와 지원을 하고 있다.

왜 빌리지인가 하는 의문에 대해 그의 지론은 명확하다. 통합의료란 개개의 케이스에 최적인 의료 플랜을 조합할 능력이 있는 의료 종사자가 지식을 교환하고 공유하며 다각적으로 대응하는 의료다. 다양한 분야의 대체의료 전문 지식을 혼자 습득한다는 것은 불가능하다. 따라서 각 분야 전문가들을 초빙하여 팀워크를 발휘해야 하며 물론 의료 분야 대가인 의사가 지휘권을 행사하지 않을 수 없다.

그는 앞으로의 과제를 설명하면서 의료 철학의 구축, 의료 소비자에게 요구되는 의식 개혁, 특히 의사에게 모든 것을 맡기고 '알아서 해주세요.' 하고 '나 몰라라' 하는 의식 개혁이 절실하다. 끝으로 의사와 대체요법가들과의 관계성에서 서로의 전문 분야를 존중하는 열린 마음이 특히 중요하다는 것을 강조한다. 그는 이런 프

로그램이 원활하게 돌아가기 위해선 의료 제도의 유연성은 물론
이고 의사뿐만 아니라 의료 종사자, 그리고 환자 의식 개혁 교육
등을 중요한 과제로 꼽고 있다. 많은 저서나 기사를 써야 하는 등
교육에 특히 관심을 보인다. 통합의료에 관심이 있는 사람은 필히
다녀오길 바란다.

미국의 통합의료 상황

미국의 선진 서양의학은 한국 의료시장에 막대한 영향을 끼쳐 왔다는 것은 누구도 부인 못 한다. 많은 한국 의사들이 미국에서 현대 의학을 수학했으며 공부하는 의학 서적에서 의료 약품, 기기에 이르기까지 미국의 영향은 가히 절대적이다. 지금도 2년마다 한미의사 교류회가 열리고 있으며 미국의 선진 의료를 습득하는데 큰 도움이 되고 있다.

보완통합의료 분야도 우여곡절 끝에 역시 미국이구나 하는 생각을 하게 된다. 종래의 서양의학 일변도에서 벗어나 누구보다 발빠르게 전통의학과 대체의료를 재평가하고 기초 연구와 임상 응용에 나선 나라가 미국이다. 여기에는 NIH(미국 국립보건원)가 주도적 역할을 해왔으며 연구를 위해 막대한 예산이 투입되고 있다. 이런 연구가 활발해진 데는 미국 내 의료시장의 변화가 큰 역할을 했다. 그리고 카이로프랙틱, 한방 의학, 아유르베다, 기공, 영양 요법, 아로마 테라피, 침, 뜸 등에 눈을 뜨게 된 배경이다. 범람하는 건강식품과 건강보조식품, 다양한 대체의료에 대한 상황 파악과 정보 정리의 필요성, 그리고 무엇보다 지속해서 늘어나는 현대 의료비를 제어하기 위해서였다.

이를 심층 연구하기 위해 NIH에서는 학계 권위자를 초빙하여 다음 항목에 관한 구체적인 연구가 진행 중이다.

❶ 영양 및 자연요법
❷ 생활습관의 개선
❸ 정신과학
❹ 생체 자기의 영향
❺ 지압 등 수기법
❻ 약물적, 생물학적 효과
❼ 약초 요법 등

7개 항목에 대해 유명 대학과 연계하여 연구 활동이 시작되었다.

이러한 일련의 움직임은 미국 의학 교육에도 그대로 반영되어 거의 모든 의학 교육에 보완대체의료Complementary & Alternative Medicine, CAM과정이 설립되었으며 학생들에게도 큰 인기다. 미국 CAM 이용률은 해마다 증가하고 있으며 그 비싼 현대 의료비를 능가하는 추세다. 미국의학협회가 가장 주력해서 다룬 토픽이 CAM이었다. 미국의 암학회에서도 대체의료를 크게 다루고 있으며 침이 의료 기구로서 인정받았다는 사실 등으로 침, 뜸의 의료시장이 급부상하게 되었다. NIH에서도 국제적인 CAM 연구에 대한 지원 체계 구축, 대체의료에 대한 평가, 한의학적 견지에서 본 CAM, 허브 규제, 의학적 근거를 어떻게 볼 것인가 등의 과제에 대처할 필요성을 논의하고 있다.

미국 시장의 절대 인기 품목인 영양 보충 식품, 허브 제품이 보급되면서 품질이나 신약과의 상호 작용 문제 등을 주시하고 있으나 명확한 평가 기준이나 그를 다루는 사람들의 자격 인정도 되어 있지 않은 것이 실상이다. 미국 의료시장의 중요한 연구 과제이다.

미국 시장의 이러한 속사정은 한국 시장에도 그대로 반영된다. 한국 의사회는 물론이요, 보건 당국에서도 미국 시장 동향을 예의 주시하고 있으며 여러 가지 정책 대안을 내놓고 있다. 일본 정부도 미국 시장 동향에 발 빠르게 움직이고 있으며 아쓰미 가즈히코 등의 호소로 2004년 도쿄에서 UN 의료 전문가 회의가 개최되어 선진 의료시장의 동향에 대응하는 일본 시장의 연구에 박차를 가하게 된 계기가 되었다.

한국에서도 이와 관련된 연구 학회가 비록 소규모지만 잇달아 열리고 있다. 본격적인 체재를 갖춘 학회는 2004년 〈대체의학회〉가 설립되어 많은 의사가 참여해 활발한 연구 논문 발표가 진행되었다. 최근엔 시대의 변천과 함께 〈대한임상통합의료회〉로 개칭하여 저명한 학자들이 참여하고 있다. 참고로 지난 2021년 춘계학술대회의 발표 논문 제목만 잠시 훑어보자.

- 유전체 정밀의 발전과 임상 적용
- Medicinal Food-암 환자식이 처방
- 골다공증과 혈액 순환의 관계
- 암 치료의 검사 및 치료

몇 가지만 봐도 통합의료의 진지한 연구 분위기가 짐작된다. 정승필 교수가 현재 이사장직을 맡고 있으며 임원 간부진들의 면면만 봐도 저명한 학계의 권위자들로 구성되어 있다. 앞으로 연구 활동이 기대된다.

앤드류 와일의 공적

CAM을 논하면서 와일 박사를 빼놓고 갈 순 없다. 애리조나 대학교에서 통합의료에 가장 공헌을 한 분이다. 타임스지가 선정한 미국에서 가장 영향력 있는 25명에 선정되기도 했다. 1998년에 창간된 〈통합의료Integrative Medicine〉 잡지의 편집장을 맡고 있으며 미국 통합의료의 선도적 역할을 하고 있다. 필자도 이곳에서의 짧은 경험이 힐리언스 선마을 자연치유 의료의 기틀을 마련하게 된 좋은 계기가 되었다.

그는 자신의 체험을 바탕으로 생체에 내재한 자연치유 메커니즘의 작용을 강화해서 자발적 치유로 이끄는 방식이 때로는 서양의학보다 안전하고 확실하며 경제적이라는 입장이다. 이를 토대로 통합의료의 필요성을 강조하고 독자적인 프로그램을 확립했다. 그가 말하는 치유계란 생체의 항상성Homeostasis을 유지하는 기능에 의해 DNA, 세포, 조직, 신경 등이 재생능력을 발휘하는 것으로 질병에 걸려도 회복하는 힘이자 누구에게나 내재한 치유 시스템을 말한다. 그는 한마디로 환자에게 안전한 동시에 치유계를 발동시키는 효과가 있다면 기계론적인 인과율에만 얽매이지 않고 적극적으로 활용하자는 것이 대체의료와 통합의료의 기본 이념이요, 철학이라고 강조한다.

그는 통합의료를 아래와 같이 정의하고 있다.

통합의료는 현대의학과 전통의학의 보완 대체의료를 최적으로 통합하는 동시에 의사와 환자의 관계, 건강 유지와 질병 예방에 대한 환자 자신의 적극적인 관여 등을 중시한다. 통합의료는 환자 개개인을 육체와 더불어 정신과 영적인 측면까지 포함한 전체로서 인식하여 이들 여러 요소를 종합적으로 진단하고 치료하는 의료다.

통합의료에 관한 한 이보다 더 명확한 정의나 규정은 없을 것이다. 이런 개념을 기본으로 그는 1997년부터 애리조나대학교 내에 통합의료 프로그램을 개설하여 매년 4명의 연구원과 수십 명의 준연구원을 모집하는 방식으로 세계 각지에서 연수생들을 모으고 있으며 필자가 체험한 짧은 투어에도 성심껏 안내와 지도를 해주었다.

그의 궁극적인 목적은 현대의학 내에서 통합의료 모델을 구축하고 의사와 약사, 간호사 등에게 통합의료의 이론과 임상을 교육하는 데 일차적인 목표를 두고 있다. 여러 가지 중요한 프로그램이 있지만, 그가 중시하는 주제는 '의료 철학'이다. 현대 서양의학에서는 집단을 대상으로 역학적 연구를 통한 높은 수준의 근거 중심 의학Evidence Based Medicine-EBM이 요구되지만 대체의료 분야에서는 경험적 사실과 개인을 중시한 의료가 기본이다. 여기에는 환자 개개인의 이야기 즉, 서술 중심 의학Narrative Based Medicine-NBM을 중시한다. 과학적 근거가 EBM에서처럼 분명하지 않지만, 환자들의 이야기에 귀를 기울이면 '이걸 먹으니까 설사가 멎더라'라는 중요한 정보를 얻을 수 있다. 이 역시 중요한 근거가 될 수 있다는 게 와일 박사를 비롯한 미국 의료계의 주장이다. 난 미국인의 열린 자세를 존경한다. 일단 좋다니까 시도해보는 자세다. 이런 측면을 고려할 때 통합의료의 뿌리는 원시 샤머니즘 치료와도 일맥상통한다. 통합의료는 미래의 의료임과 동시에 근원적인 인류의 의료이기도 하다. 샤먼이 지닌 '치유하는 마음'이야 말로 통합의료에서 21세기 의료 철학을 구현하는 원동력이 될 수 있지 않을까 하는 생각을 하게 된다.

애리조나 의대 견학을 마치고 그 이웃에 있는 단전호흡(뇌 호흡) 센터에서 며칠을 지내며 나는 힐리언스 선마을 구상에 확신을 하게 되었다. 힐리언스 선마을엔 아무런 의료 시설이 없으며 현대적 통신 기기가 일절 작동하지 않는 깊은 산골에 있다. 자연 의학을 중심으로 한마디로 생활습관개선소를 개설하게 된 것이다.

인간에게 내재한 자연 치유력은 ①항상성의 기능 ②조직 재생의 기능 ③면역 기능이다. 불행히도 현대 도시인은 이 중요한 자연 치유력이 약해지고 있다. 고약한 생활환경과 잘못된 생활습관 탓이다. 이것을 자연적인 방법으로 개선하여 약해져 가는 자연 치유력을 강화하겠다는 게 우리 힐리언스 선마을의 기본적인 치유 개념이요, 철학이다. 따라서 여기는 약은 물론이고 아무런 의료 시설도 없는 오직 깊은 산골 '자연'뿐이다.

이런 자연스러운 접근은 1차 예방뿐 아니라 2, 3차 예방까지 다 시행할 수 있는 전체적이고 종합적인 시스템이다.
힐리언스 선마을의 건강 목표는 다음과 같다.

❶ 행복하고 충실한 하루
❷ 생애 내 발로 걷는다.
❸ 생애 현역으로 뛴다.
❹ 면역을 튼튼히 한다.
❺ 스트레스의 과학적 대처
❻ 인류 사회 복지를 위한 보람이 있는 일
❼ 병원에 안 가도 되는 사람

어려운 경영에도 그간 경영진에서 힐리언스 선마을의 설립 이

넘을 존중해 지금의 세계 유일의 건강 전당, 품격 있는 곳으로 발전시켰다. 코로나를 겪으면서 이제 국민이 예방과 면역이 얼마나 중요한가를 깨닫게 된 점은 나로서 작은 위안이 된다.

그간 많은 지도를 해주신 오비쓰 료이치, 세로토닌의 대가 아리타 히데오 선생, 몇 차례나 힐리언스 선마을을 다녀가시면서 충언을 해주신 점, 감사드린다.

다음 단계는 면역 증진 및 다이어트를 위한 프로그램 개발이다. 면역의 70%는 장에서, 그리고 30%는 뇌에서 만들어진다. 따라서 우리 프로그램은 먹거리를 대단히 중시하고 있다. 한국인이 일상에서 먹는 전통 식단은 모든 면에서 완벽한 건강식이다. 문제는 우리 농산물에는 농약과 비료를 너무 많이 쓰는 데 있다. 그래서 우리는 이걸 줄이는 여러 가지 방법을 연구하고 실험 중이다. 제일 손쉬운 방법은 유기농 재배다. 그러나 이게 말은 쉽지 현실적으로 대단히 어렵다.

최근엔 이런 유해 물질을 제거하는 특수 비료가 개발되어 실험 중이며 또 3중 발효를 함으로서 유해 물질이 다 소거되는 기법도 실험 중에 있다. 다음 뇌에서 생산되는 면역력 30%에 대해서는 그간 필자가 주창해온 세로토닌 활성 기법으로 대처하고 있다. 우리는 이렇게 단계적인 접근으로 완벽한 통합의료를 지향하고 있다.

한국에도 이미 양한방 의료를 함께 하는 의료원이 생기고 있으며 충주에는 정부의 지원으로 통합의료센터가 대규모로 개설되어 있어 앞으로의 활약이 기대된다.

유럽의 전통 대체의료 현황

유럽에서는 세계 어느 나라나 마찬가지로 나라마다 전통이나 문화에 따라 독특한 전통의료 체계가 확립되어 있다. 대체로 허브나 자연요법, 동종요법 등 다양한 대체의료를 이용하고 있다. 특히 최근 10여 년 동안 그간 근대 서양의학의 기세에 눌려 수그러들었던 대체의학이 새로이 주목을 받기 시작했다. 1987년 유럽 9개국에서 실시된 연구 보고에 따르면 국민의 6~24%가 보완 대체의료의 진료를 받고 있으며 18~75%가 과거에 받은 경험이 있다는 결과가 나왔다.

대체의료에 대한 일반 시민의 이용률을 보면 가장 높은 나라가

프랑스로 29%였고 독일, 벨기에, 영국, 스웨덴 순이었다. 모두가 선진 부국에서 대체의료 이용률이 이렇게 높다는 데 놀라움을 금할 수 없었다. 독일, 영국에선 의료비의 50~70%가 대체요법에 쓰인다고 하니 놀라지 않을 수 없다. 대체의료의 전성기가 오는 게 아닌가 싶다. 독일에서는 1993년 자연요법이 의사 국가시험 과목에 도입되어 모든 의과대학에서 허브와 침, 동종요법 등에 대한 강의가 이뤄지고 있다. 각 나라에서의 대체의학에 대한 높은 관심을 반영하듯 〈Cost B4 Projects〉가 만들어져 많은 유럽 국가들이 참여하고 있다. 대체의료의 가능성, 한계점, 유의성을 들어내고 공통의 과학적 배경을 확립한 공동 연구에 착수했다.

영국에선 이미 70%가 넘는 의과대학에 대체의료와 관련된 기관이 생겼으며 교육 과정 또한 설치되어 있다. 영국에서는 찰스 왕세자가 중심이 되어 대체의료의 도입을 추진하고 있으며 1999년에 통합의료 재단이 설립되었다. 영국에서 동종요법이 가장 인기가 많은데 영국 왕실에서 적극적인 후원을 하고 있어서 영국민이면 누구나 무료로 치료받을 수 있다. 특이하게 영국에선 심령주의Spiritualism의 전통이 있어서 영적 치유도 일반적으로 행해지고 있다. 물론 형식은 다르지만, 우리나라 무당 치유 행위와 다르지 않다. 유럽 여러 나라의 공통점이라면 허브와 아로마 연구가 발달하고 있다는 점이다. 크게는 식물 요법Phototherapy의 역사가 오랜 유럽에서는 일상적으로 허브가 사용되고 있다. 국가 자격증을 지닌 파이토 테라피스트가 식물을 사용한 치료에 임하고 있다. 참으로 다양한 분야로 나뉘어 있다. 식물 요법, 약초 요법, 방향 요법 등이 있다.

온천 요법도 성행하는데 최근에는 탈라소 테라피Thalasso Therapy(해수 요법)이 주목을 받고 있다. 프랑스 남부에서는 해수, 해초, 대양성 기후가 지닌 의학적 치료 효과를 치료 목적으로 이용하는 자연요법이라고 정의했다.

선진 유럽 부국에서도 대체의료에 대해 상당히 긍정적이며 수용적이다. 야생초와 꽃, 광물 등이 지닌 치유의 힘, 또 눈에 보이지 않는 생명 에너지와 자연계 에너지를 이용한 치유의 전통을 근대 서양의학과 비교해서 재평가하려고 있다는 점이 특이하다. 선진국 사람들이 기계론적인 요소 환원주의(과학 지상주의)만으로는 해결되지 않는 문제에 직면하면서 자연 회귀에의 필요성을 느끼고 애니미즘Animism적 지혜를 재평가하기 시작했다는 것은 대단히 특기할 사실이다. 그렇다면 옥석이 혼재된 속에서 진실로 유익성(유효성, 접근성, 수용성) 있는 대체의료를 취사선택해서 현대 서양의학과 훌륭하게 통합해 나가는 작업이 선진국의 공통된 과제라고 할 수 있다.

한국의 통합의료

한의와 서양의학의 차이

서양의학은 뉴턴물리학의 개념에 충실하여 과학적이고 합리적인 것만을 추구하면서 인체의 구조에서 측정이 가능하고, 눈에 보이는 물질적 구조만을 인정한다. 이에 비해 한의학은 물리적 구조, 몸 이외에 생체에너지인 기 및 마음까지도 다루기 때문에 서양의학과는 많이 다를 수밖에 없다.

서양의학의 특징

• 인체는 유물적이다

인체를 물질로 생각하여 마음의 존재를 인정하지 않으며 인체는 물리법칙을 따른다고 생각한다. 따라서 질병을 앓는 환자는 물질이기 때문에 스스로 치유할 수 있는 방법이 없으며 반드시 의사의 손을 빌려서 치료를 해야 한다고 생각한다.

• 인체는 3차원적이다

소변이나 혈액과 같이 그 성분을 분석할 수 있거나 방사선으로 측정할 수 있거나 전류 측정기나 자장 측정기를 사용하는 것과 같이 주로 눈에 보이는 3차원적인 것을 다루는 의학이다. 그래서 눈에 보이지 않고 측정이 불가능한 감정, 정신, 마음, 영혼 같은 것은 인정하지 않는다.

• 인체는 기계주의적이다

인체를 독립된 부분으로 구성된 기계라고 생각한다. 따라서 병이 나면 장기는 고장 난 부품처럼 생각하고 고장 난 부분만 집중적으로 치료한다. 다시 말하면 서양의학에서는 인체는 기계이며 질병은 이 기계가 고장 난 결과이며 의사의 역할은 기계를 수리하는 것이라고 생각한다.

• 인체는 환원적이다

인체를 기계로 생각하여 최소의 구성 요소로 환원하면 전체를 알 수 있다고 생각한다. 따라서 서양의학은 환원주의에 입각해 육체를 장기, 조직, 세포 그리고 유전자의 순서로 계속적으로 분석하는 작업을 해왔다. 그래서 현재는 유전자 치료가 서양의학의 최첨단의 치료로 되어 있다.

• 인체는 국소적이다

인체는 환원 요소로 구성되어 있다고 생각하기 때문에 인체의 각각의 구성 요소는 전체와는 아무런 관련이 없다고 생각한다. 따라서 서양의학은 국소적인 병변은 매우 잘 치료하지만 그 병을 앓고 있는 환자와 환경 간의 관계는 크게 고려하지 않기 때문에 근본적인 치료가 잘 되지 않는 경우가 있다.

한의학(양자의학)의 특징

한의학(양자의학)에서는 인간을 몸 이외에도 기(양자에너지) 그리고 마음으로 구성된 것으로 보기 때문에 서양의학과는 많이 다르다.

한의학(양자의학)은 유물론과 유심론을 합친 의학이다.

유기체적 의학이고 전일론적 의학이며 통합적인 의학이며 환자 중심의 의학이다. 한의학(양자의학)은 육체 외에 기(양자에너지) 차원에서의 질병의 원인 진단 치료 그리고 마음 차원에서의 질병의 원인 진단 치료를 모두 논한다.

• 인체는 전체적이다

인체는 구조와 기능이 엄청나게 다른 구성 요소들로 이루어져 있지만 구성 요소들은 마치 공통으로 만들어진 계획처럼 일관성 있고 협력하는 방식으로 행동한다.

• 인체는 비예측적이다

인체의 생리학적 과정들은 본격적으로 자동적이며 그래서 미래 상태를 예측할 수 없다. 특히 인간은 자기 자신의 의지를 지니고 있다.

• 인체는 개방적이다

인체는 주변 환경과 강하게 연결되어 있으며 물질과 에너지의 계속적인 생산과 엔트로피를 방출하는 능력을 갖고 있다. 그래서 주변 환경과의 평형상태로부터 엄청나게 벗어나 있다.

- 인체는 진화한다

인체는 변화하는 주변 환경에 적응하고 진화하며 그 전보다 훨씬 더 정교한 구조들과 기능들을 발달시키는 능력을 지니고 있으며 그것을 자손에게 유전학적 정보로 전달하는 능력과 돌연변이에 대한 정보의 민감함을 지니고 있다.

- 인체는 목적 지향적이다

인체는 미리 예정된 계획이나 청사진에 따라 마지막 목표를 향해 인도되는 것처럼 질서 있고 목적에 맞는 방식으로 행동하고 자란다.

- 인체는 역동적이다

인체는 뉴턴의 물리법칙들로 설명할 수 없는 특별한 생명의 약동하는 힘 같은 것을 지니고 있다.

- 몸과 마음은 연결되어 있다

서양의학에서는 사람은 오직 몸만 있고 마음은 단지 뇌의 전기적 혹은 생화학적 부산물로 취급한다. 서양의학에서는 마음이 뇌 혹은 몸과는 다른 별도의 존재이기 때문에 몸과 마음의 연결 같은 문제는 고민할 필요가 없다.

한의학에서는 위에서 논한 개념과는 사뭇 다르다. 인체를 구성하는 분자, 세포, 조직, 장기 및 개체는 각각 고유의 기(양자에너지)을 지니고 있으며 마음은 또한 기(양자에너지)라고 했다. 따라서 마음이라는 파동과 몸에 부속된 기(양자에너지)이라는 파동은 공명에 의해 연결이 가능하다. 몸과 마음은 기(양자에너지)를 매개로 연결이 가능한 것이다.

이와 같이 한의학에서는 서양의학과 보는 관점이 크게 다르다. 서양의학에서는 내장은 뇌와 같은 중추 신경의 명령으로 작동한다고 생각하는 데 대해, 한의학에서는 오장은 오행 분류에 따른 몸의 구성 부분과 정신 활동에서 중추적인 역할을 한다고 본다. 그래서 오장은 각각 고유의 기능을 가지고 있긴 하지만, 고립된 존재가 아니라 서로 돕거나 제약하는데, 이런 상보적 관계 하에 몸의 각 기관이 조화를 이룬다고 본다.

더욱이 한방의 '증證'이라는, 개개인의 체질과 증상을 연결 지은 처방은 심신일여에 근거한 독자적인 처방으로, 서양의학처럼 병명에 맞춰 일률적인 진단을 내리는 일은 없다.

한국 한의학의 최신 연구

한국의 한의학은 임상의 다양한 연구를 진행하고 있는데 그 중에서 3가지 정도를 소개하려고 한다. 한의학의 치료가 고혈압, 종양, 파킨슨 등에 효과가 있다는 사실이 입증되어 다양한 연구가 진행 중에 있다.

한의학 대표 치료법인 침 치료의 고혈압 개선 및 예방 효능을 국내 연구진이 과학적으로 규명, 큰 관심이 집중되고 있다.

한국한의학연구원 침 치료가 완경(폐경) 후 고혈압 초기단계에 해당하는 여성의 혈압을 개선한다는 사실을 임상 연구를 통해 입증, 연구 결과를 국제학술지 〈임상의학저널학회지Journal of Clinical Medicine〉에 게재했다.

연구 결과 침 치료군은 최종적으로 수축기혈압이 평균 10.34mmHg, 이완기혈압이 평균 9.92mmHg 감소하는 한편 치료 종료 후 4개월 추적검사에서도 비슷한 수준으로 유지됐다. 반면 침 치료를 받지 않은 일상관리 대조군의 경우에는 수축기혈압(2.92mmHg)과 이완기혈압(2.16mmHg)이 소폭 감소하는 데 그치며 유의미한 결과를 보이지 않았다.

또한 고혈압 단계가 변화하는 정도를 확인했을 때 대조군(34.3%)

보다 실험군(62.3%)에서 단계 변화가 약 2배 가량 높은 결과를 보였으며, 이밖에 체질량지수[BMI]가 25 이상인 대상자의 경우 BMI 25 이하인 대상자보다 대조군과 침 치료군간 혈압 단계 변화의 차이가 크다는 사실도 확인했다.

연구팀은 고혈압 환자의 수축기혈압이 10mmHg 낮아지면 심혈관질환 위험, 관상동맥질환 등의 발생률이 30%까지 줄어든다는 연구결과가 발표된 바 있어, 이번 침 치료의 고혈압 개선 결과는 더욱 중요한 의미를 갖는다는 설명이다.

대전대 천안한방병원은 한방내과 이남헌 교수의 지도 아래 이 논문이 《Phytotherapy Research》 최신호에 발표했다. 《Phytotherapy Research》의 Impact factor[IF]는 4.087점으로 한의학 관련 국제 학술지 중 비교적 높은 편이다.

논문은 한약이 종양미세환경과 같이 다양한 신호체계를 표적으로 치료해야 하는 경우에 효과적으로 쓰일 수 있다는 내용을 담고 있다.

최근 종양치료 표적으로 주목을 받고 있는 종양미세환경은 종양과 그 주변을 구성하는 기질세포와, 각종 면역세포 및 신호 체계 사이의 상호작용으로 종양 성장에 적합한 방향으로 조성된 환경을 말한다.

"이번 연구는 암치료에 있어서 중요한 역할을 하는 종양미세환경에 대한 한약의 조절효과에 대해 과학적인 해석을 시도한 연구"라며 "특히 한의학의 과학화가 화두인 시대에 젊은 한의학도가 연구를 주도했다는 점에서 의미가 크다."고 설명했다.

파킨슨병은 치매와 더불어 가장 흔하게 발생하는 퇴행성 뇌질환으로, 인구 고령화가 진행됨에 따라 발병률과 환자 수가 해마다 증가하는 추세이다.

한의학적 치료는 전인적인 관점에서 이루어진다. 질병만을 대상으로 하지 않고, 질병을 가진 사람들의 삶의 개선 자체를 치료의 목표로 삼는 자연 친화적이고 조화적인 특성이 있다. 약물로 인해 발생하는 한계와 문제점을 보완하고, 삶의 질 유지와 향상이라는 파킨슨병의 치료 목적을 달성하는 데 한의학적 치료가 큰 역할을 하고 있는 이유이다.

파킨슨병은 이미 한의학적 치료영역 안에 들어와 많은 연구와 임상이 진행되어 왔다. 그동안 떨림이나 경직, 보행 장애나 운동기능 개선 등에서 이미 다양한 치료 방법들을 제시했고 실질적인 효과를 거두고 있다. 최근에는 한의학적 치료가 파킨슨병에 매우 큰 효과가 있음이 치료 결과와 연구들을 통해 확인되고 있다.

한의 치료의 역할은 다양한 한약물과 침 치료, 봉독 약침 치료가 뇌신경세포를 보호하여 파킨슨병의 진행을 억제할 수 있다고 보고하고 있다. 파킨슨병 환자들의 다양한 임상증상들을 개선시킴으로써 삶의 질을 향상시킬 수 있다는 것이다. 운동기능, 일상생활 수행능력, 균형잡기와 보행기능, 통증, 우울 증상 등 환자들의 삶의 질에 직접적인 영향을 주는 다양한 증상들이 한의 치료를 통해 개선될 수 있다는 것이 여러 가지 연구들을 통해 검증되었다.

최근 발표된 연구에 따르면 도파민을 복용하면서 침 치료나 한약물 같은 한의 치료를 동시에 받으면, 적은 양의 도파민으로도 같은 효과를 기대할 수 있다는 사실이 확인되었다.

대체의료의 검증 방법

경험은 뇌 속의 시냅스 연결점들을 풍부하게 한다. 우리가 새로운 경험을 받아들일 때 뇌 속의 지적 회로망이 늘어나며 향상된다. 이런 회로들이 더 많이 조직되어 새로운 네트워크를 만드는 순간 뇌는 그에 상응하는 화학물질을 만든다. 우리는 이 화학물질을 느낌 혹은 감정이라고 부른다. 그 새로운 경험으로 더 큰 활력과 건강, 온전함과 기쁨을 느끼는 순간, 우리는 몸에게 마음이 지적으로 이해한 것을 체득하도록 화학적으로 가르치고 있는 것이다.

이제 새로운 정보가 단지 마음 뿐 아니라 몸으로까지 들어가고 이것이 현재의 상태를 바꾼다. 즉, 지식은 마음을 위한 것이고, 경험은 몸을 위한 것이라고 말할 수 있다.

생각이 병을 유발할 수 있다면 생각이 병을 낫게 할 수도 있는가?

대답은 그렇다. 만성 질환을 치유하는 일을 30년 넘게 해온 내 경험에 비추어 볼 때 몸에 불균형을 초래하는 스트레스 요인은 신체적, 화학적, 감정적 요인 이렇게 세 가지이다.

그렇다면 몸속의 균형을 만들어내는 방법 역시 신체적, 화학적, 감정적 세 가지가 있다. 침, 뜸, 한약, 요가, 운동, 카이로프랙틱, 마사지는 모두 신체적 스트레스를 완화하여 몸속의 물리적 균형을 만들어 낸다. 양질의 음식을 먹고 칼로리를 줄이며 비타민과 허브 등을 섭취할 때 더 나은 화학적 균형이 만들어진다. 마음을 고요히 하고 자신의 생각과 느낌을 알아차리는 연습이 어느 정도 쌓이면 감정과 균형이 만들어진다.

서양의학은 급성 질환에는 아주 훌륭한 도구로 작용한다. 팔이 부러지거나 맹장염에 걸리면 병원에 가서 치료한다. 그러나 사실 만성 질환을 치유하려면 생활 방식의 변화가 필요하다. 그저 약을 한 알 혹은 한 줌 먹어서 증상을 완화시키는 것은 치유가 아니다. 진정으로 치유되려면 생각하고 행동하고 느끼는 방식을 바꿔야 한다.

너무나 많은 이들이 건강과 관련해 자신이 무력하다고 느낀다. 현대 사회는 우리가 유전자의 희생양이며 임의적인 운명 앞에 속수무책이고, 우리를 구할 수 있는 것은 흰 가운에 청진기, 메스로 무장하고 기적의 처방전을 손에 든 의사뿐이라고 가르쳐 왔다. 그러나 정말로 약과 수술이 점점 더 증가하는 만성 질환과 질병에 최선의 해결책일까?

보건의료의 질, 특히 미국에서 보건의 질은 급속하게 떨어지고 있다. 비용은 올라가는 반면, 전반적 건강 상태는 낮아지고 있다. 미국 국가보건회의에 따르면 만성 질환은 약 1억 3,300만 미국인에게 영향을 주고 있다. 이는 전체 인구의 40% 이상에 해당한다. 2020년까지 이 숫자는 약 1억 5,700만 명까지 증가할 것으로 예상되며, 이 가운데 합병증을 가진 이들은 8,100만명에 이를 것으로 추정된다. 솔직히 말해 서양의학은 우리에게 답을 주지 못하고 있다.

20세기 말과 21세기 최고의 과학이 지금 과학자에 게재되는 새로운 발견들을 통해 지난 300년간 이어온 과학적 사고를 뒤엎고 있다. 자연의 근본 법칙은 다윈이 150년 전에 제안한 경쟁과 투쟁이 아니라 협동에 기반해 있다고 이제 과학은 말하고 있다. 생물학자들은 그것을 상호 협력이라고 부른다.

우리 시대 최고의 과학은 또한 우리가 우리 몸과 깊이 연결되어 있다고 말한다. 뇌와 가슴에서 비롯되는 생각과 느낌과 감정과 믿음이 사실상 질병을 역전시킬 화학반응을 유발하고 우리 몸을 치유할 수 있으며, 서구 세계에서는 일반적으로 받아들이지 않던 방식으로 장수를 촉진할 수 있다고 말하고 있다. 서양의학은 우리 몸 속의 생물학적 차원, 세포 차원에서의 분리와 경쟁, 투쟁이라는 낡은 개념에 기초해 있다.

전인 의학은 특정 장기나 부분을 다루는 것이 아니라 마음과 몸 전체를 모두 다룬다. 이제 전문가들도 몸과 마음이 복잡하게 얽혀 있으며 우리가 서로와 또 환경과 깊이 연결되어 있다는 데 동의하는 만큼 전인 의학이 최적의 건강 상태에 이르는 훨씬 효과적인 방법이라는 견해가 상당히 설득력 있다.

전통의학이나 대체의료법은 수백 년, 수천 년의 역사 속에서 인류의 경험적 도태를 거쳐 살아남은 것들이다. 즉, 정신문화와 시술자와의 관계성(치유가 이루어지는 '판')이나 플라시보 효과 같이 과학적 근거나 기계론적인 인과율만으로는 측정할 수 없는 요소가 많아서, 과연 과학적 척도만으로 평가할 수 있는가 하는 문제가 있다.

이해가 쉽도록 하나의 예를 소개한다.

어느 날 한 초등학교 저학년의 과학 수업에서 선생님이 학생들에게 다음과 같은 질문을 던졌다.

"눈이 녹으면 어떻게 될까요?"

당연히 선생님이 기대한 과학적인 답은 '물, H2O'였다.

하지만 이렇게 대답한 학생이 있었다.

"봄이 와요." "꽃이 펴요."

이것은 과연 '오답'일까?

여기서 우리가 생각해야 할 부분은 '과학적 대답(이 경우에는 H2O) 만이 전부는 아니다'라는 사실이다. 먼저 '그 문제에 과학적 이론만 적용해도 괜찮은지'를 물어야 한다. 여기에 '의학'과, 환자의 마음까지 포함한 '의료'의 차이가 있다. '과학'이 지닌 재현성과 객관성이 필요한 대상과 그 적용 범위를 확실하게 판별하는 것도 중요하다. 하지만 그와 동시에 봄이 온다는 학생의 대답을 '오답'이라고 단정 짓지 않는 '인술仁術'적 해석도 중요하다는 뜻이다.

일본에서 수학과는 이과에 속하지만 유럽에서는 철학에 속한다. 유럽인에게 수학적 사고와 철학적 사고는 표리일체라 비교적 추상 개념에 익숙한 데 반해, 동양인은 추상 개념을 다루기 힘들어하는 이유기도 하다.

무슨 일이든 시종일관 '과학적'인지 아닌지만 따져서, 기존의 과학 실험과는 조건 설정이 다른 문제에 대해서도 일률적으로 논하는 경향이 있다. 그런 만큼 '계량화할 수 없는 문제'나 '불확정적 요인'을 포함한 대체의료와 관련해서는, 어떻게 평가하고 다뤄야 할지 충분한 주의를 기울이며 음미할 필요가 있다.

그래서 대체의료의 EBM 방법으로서, 서양의학과는 거꾸로, 역학적 조사를 하고 임상 테스트를 한 뒤에 동물 실험, 다시 유효 성분 동정이란 수순을 더듬어 가는 편이 바람직하다는 의견이 나오고 있다. 또 서양의학에서 의약품의 EBM에 널리 사용되는 RCT^randomized controlled trial(무작위 대조군 연구)는 대체의료에 적용하기에는 한계가 있다는 문제를 2000년 뮌헨 국제회의에서 토의하기도 했다.

게다가 대체의료의 EBM에는 다양한 케이스에서 유효성과 안전성이 다르게 나오는 경우가 많기 때문에, 다음과 같은 3가지 경우에 대해서는 새로운 검증 방법을 설정할 필요성을 검토 중이다.

❶ 건강식품이나 허브처럼 종래의 과학적 방법에서 EBM이 가능한 경우.

❷ 기공, 음악 요법 등 측정 방법에 새로운 궁리가 필요한 경우.

❸ 파동 요법 등 전혀 새로운 EBM 방법을 개발할 필요가 있는 경우 등.

우리나라 한의 진료 만족도는 80%로 높다

우리나라 국민들의 한의 의료에 대한 전반적인 만족 비율은 74.5%, '치료 결과'에 대한 만족 비율은 80.2%로 높게 나타났지만 '진료비' 만족도는 65.4%로 상대적으로 낮게 파악됐다.

2021년 보건복지부는 한의 의료기관 이용, 진료 및 처방, 한의약에 대한 인식 등 한의약의 전반적인 실태에 대해 조사한 결과를 발표했다.

한의약 정책 수립을 위한 기초 통계자료 생산 등을 위해 실시되는 한의의료이용 조사는 2008년 이후 3년 주기로 실시, 이번에 5회 차다.

한의의료이용 조사는 한국 한의약 진흥원과 한국 갤럽 조사연구소가 작년 9월부터 올해 2월까지 일반 국민 5,200여 명, 한방 외래 및 입원 환자 1,800여 명을 대상으로, 한약소비 조사는 한의 의료기관 및 약국 등 한약 조제·판매 기관 2,800여 개소를 대상으로 진행됐다.

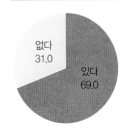

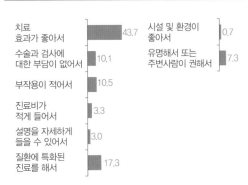

치료 효과가 좋아서 43.7
시설 및 환경이 좋아서 0.7
수술과 검사에 대한 부담이 없어서 10.1
유명해서 또는 주변사람이 권해서 7.3
부작용이 적어서 10.5
진료비가 적게 들어서 3.3
설명을 자세하게 들을 수 있어서 3.0
질환에 특화된 진료를 해서 17.3

이용 목적   치료 질환

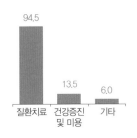

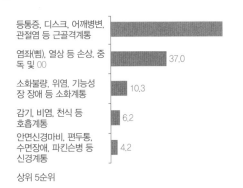

94.5
13.5
6.0
질환치료   건강증진 및 미용   기타

등통증, 디스크, 어깨병변, 관절염 등 근골격계통
염좌(삠), 열상 등 손상, 중독 및 OO   37.0
소화불량, 위염, 기능성 장 장애 등 소화계통   10.3
감기, 비염, 천식 등 호흡계통   6.2
안면신경마비, 편두통, 수면장애, 파킨슨병 등 신경계통   4.2

상위 5순위

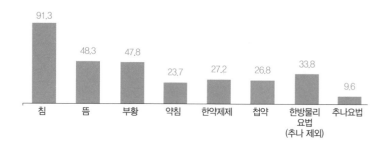

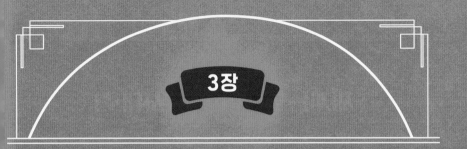

내가 생각하는
통합의료의 미래

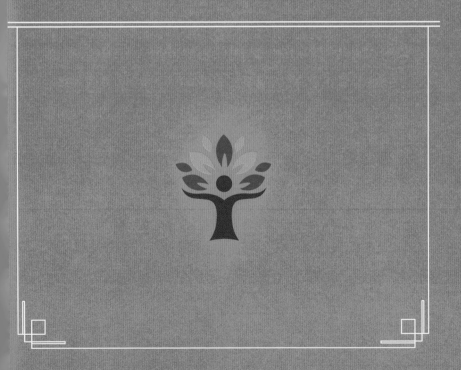

세계는 통합의료의 시대로!

각 나라의 대체의료를 훑어보니 비록 기법은 다르지만, 거기엔 분명한 통일된 원리가 작용하고 있다. 자연 치유력이다. 인체에는 자연으로 치유되는 힘이 존재한다는 사실이다. 모든 기법은 이런 대전제하에서 시행되고 있다.

인체 속에 비장된 교묘한 치유력의 굉장함이 명확해진다. 의학이 발달할수록 그런 교묘한 치유력이 감퇴할 때 몸의 컨디션이 헝클어지고 난조에 빠지며 결국 병으로 진행된다. 그 치유력을 높이는 방법이 자연요법이며 대게의 대체의료는 이 원리를 이용하고 있다.

한편 서양의 근대 의학은 저하된 치유력보다 병원균이나 몸의 손상 부위에 직접 접근, 혹은 증상을 질병으로 보고 없애는 것을 치료라고 부른다. 대체의료란 말도 근대 서양의학의 과학이라는 힘에 눌려 대체, 보완 의료란 이름으로 격하된 셈인데 달리 보면 근대 서양의학이야말로 대체의료가 아닌가 하는 생각이 든다. 왜냐하면, 나라마다 고유의 전통의학이 대체라는 이름으로 불리긴 하지만 거기엔 수천 년의 전통이 있고, 그 나라 사람들의 생활 깊숙이 동화된 의료 행위이며 지금도 그 전통이 맥맥히 이어져 오고 있기 때문이다. 근대 서양의학은 인간의 일부, 국소의 증상 억제에 그치는 일시적 방편에 불과하다.

그러나 나라마다 고유의 전통의학은 서구 근대 의학의 위력 앞에도 꾸준히 각자의 아이덴티티를 갖고 발전하고 있다. 중국의 중의학, 한국의 한의학, 일본의 황한의학, 인도의 아유르베다, 티베트의 티베트 의학, 파키스탄과 인도, 방글라데시의 유나니, 이들뿐만 아니라 서구 의학의 발상지, 서구에서도 다르지 않다. 독일에서는 자연요법도 정통파 의학에 속한다. 의사의 3%가 자연요법 전문의 자격이 있다. 프랑스, 영국, 미국에서도 대체의료에 대한 시각이 달라지고 있다. 비과학적이니 심지어 미신이라고 폄하하던 시대는 이젠 지났고 대체의학을 차츰 본류 의학의 일부로 편입시키고 있는 움직임이 점점 활발해지고 있다. 한마디로 통합이 되어가고 있다.

이제 세계는 통합의료의 방향으로 흘러가고 있는 건 누구도 부정할 수 없는 시대의 흐름이다.

포스트 코로나 시대를
준비하며

생각도 못한 괴질, 코로나19의 습격은 온 지구를 공포의 도가니로 몰아넣고 있다. 지구촌 어느 한구석에도 성한 데가 없다. 백신이 개발되어 차츰 공포의 장막이 가시는 듯하다. 의료진의 헌신적인 활약이 이번만큼 절실한 적은 없었던 것 같다. 그 두꺼운 방역복을 입고 불철주야 근무에 열중인 의료진들의 헌신적 활약에 국민은 감동하고 있다. 딱하게도 예방주사를 맞아도 감염이 되는 등 이것만으로 안심할 수 없는 상황이다. 새로운 변종이 계속 생겨나고 있어 코로나의 위력 앞에 지구촌은 완전히 그로기 상태다. 이젠 어쩔 수 없어 코로나와 함께 살아야 하는 시대가 되었다고들 난리다. 독감처럼 '위드 코로나', 코로나와 함께라는 끔찍한 이야기가 떠돌고 있다. 그로 인한 피해는 나라마다 계산을 못할 정도다. 경제적 피해는 물론이고 여행 제한 등 온통 제한이 우리 온몸을, 정신을 꽁꽁 묶어놓고 있다. 정부에서도 최선을 다하고 있다.

어느 한순간 게을리 할 수 없는 방역 업무다. 국민의 원성과 저항을 들어가며 그래도 해야 할 건 해야 한다. 그중에서도 중요한 건 당연히 방역 업무다. 그런데 의료적 측면에선 방역만큼 중요한 게 면역력이다. 환자와 함께 있어도 안 걸리는 사람도 있고 걸려도 증상 없이, 혹은 감기처럼 가벼이 넘어가는 사람이 있는가 하면 불행히 이승을 떠나야 하는 사람마저 있다. 왜 이런 차이가 날까? 똑같이 방역했는데도 불구하고. 이건 면역력의 차이다. 면역력만 튼튼하다면 방역이 좀 소홀히 해도 끄떡없다. 그런데도 정부에선 방역에 대한 규제나 홍보는 열심히 하는데 면역에 관한 이야기는 없다. 왜냐하면, 면역은 어느 한 가지 잘한다고 되는 게 아니고 생활 전반이 면역적이어야 하기 때문이다. 시중에는 '이것만 먹으면—' 하는 선전 문구를 흔히 접할 수 있다. 하지만 '이것만 잘하면 다 되는 것'은 없다. 한 가지 잘한다고 면역이 튼튼해지는 것은 아니다. 생활 전반이 면역적이어야 한다는 것을 다시 한번 강조하지 않을 수 없다.

이번 코로나 사태를 겪으면서 우리가 입고 있는 피해는 엄청나다. 그래도 한 가지 위안이 있다면 한국의 위상이, 품격이 한결 높아졌다는 사실이다. 소위 선진국이라 떠들던 곳에서도 생필품 사재기가 일어났고 심지어 폭도처럼 백화점을 털기도 했다. 정부 시책에 반발하여 감염률에서 모두를 깜짝 놀라게 했다. 이젠 밀려드는 환자로 인해 의료 체재가 붕괴하는 현상까지 걱정하지 않으면 안 될 지경에 이르렀다. 우리도 걱정이지만 다른 나라에 비하면 약과다.

내가 지금 강조하는 면역은 코로나만이 아니다. 앞으로 괴질은 또 온다는 게 전문가들의 의견이다. 그리고 지금 우리는 초고령 사회로 진입하고 있다. 80대 후반이 되면 건강한 사람은 없다. 둘 중 한 사람은 치매, 암, 아니면 만성적인 생활습관병, 고혈압, 당뇨병 등으로 고생하게 된다. 요즘 정부에선 요양원, 요양 병원 증설에 여념이 없다. 이건 전국적인 문제다. 환갑이나 지내 먹고 세상을 뜨던 시대엔 이런 걱정까지 안 해도 문제가 없었다.

고령 시설이 늘어날수록 정부는 막대한 예산이 투입되어야 한다. 그리고 개인도 마찬가지다. 엄청난 재정적 부담을 각오하지 않으면 안 된다. 필자가 평생 현역으로 뛰어야 한다는 주장을 펼치는 데는 이런 현실적인 문제가 깔려 있다. 그러려면 무엇보다 건강해야 한다. 건강 없이 생애 현역은 있을 수 없다. 그러기 위해선 평소 생활이 건강해야 한다. 그러나 우리 한국인은 생활 전반에 걸친 예방 의식이 부족하다. 안전사고가 많은 것도 그렇고 건강도 마찬가지다. 설마 내가 하는 턱없는 낙관주의에 빠져 있다.

　이번 코로나 사태에 즈음하여 한 가지 다행인 것은 국민의 건강에 대한 예방 의식이 높아졌다는 사실이다. 이제야 면역의 중요성을 인식하기 시작한 것이다. 정말 고맙고 다행인 일이다.

헬씨 에이징을 넘어서

미래사회에 대비해야 할 문제 중엔 과거에 한 번도 체험하지 못한 낯선 것들도 많다. 당장 풀어야 할 숙제는 초고령 사회에 대한 대비책이다. 환갑잔치에 불려 다니던 시절이 엊그제 같은데 요즘은 그런 말조차 듣기 어렵다. 치매나 암은 물론이고 만성 질환을 앓고 있는 고령자는 집에서 모시기가 여건상 쉽지 않다. 정부에선 계속 요양원을 짓고 있지만 늘어나는 고령 환자를 감당하기엔 역부족이다. 그리고 요양 병원이나 요양원의 시설이나 운영 현실은 참으로 열악하다. 가끔 치매 환자에 대한 폭력 행사가 뉴스에 나오기도 하는 등 인권 문제 등 어려운 숙제가 많다. 80대 후반이 되면

둘 중 하나는 만성 질환을 앓게 된다. 돌봐줄 가족이 없는 경우 고독사라는 끔찍한 인생 말년을 맞게 되는 경우도 적지 않다. 자식이 있어도 현실적으로 잘 돌볼 수 있는 여건이 되질 않는다.

내 친한 회원 중 이희수 교수는 처가 부모, 친부모 네 분을 한 집에 모시고 살고 있다. 네 분 모두 90세를 바라보는 초고령자들이다. 큰 병은 없어도 잔잔한 문제들이 끝없이 일어난다. 대학 강의를 겨우 끝내고 전적으로 노인들 뒷바라지에 매달리느라 달리 여유가 없다. 부인은 몸도 약한데 집에서 네 노인을 모신다는 것은 차라리 고역이다. 다행히도(?) 이 교수의 친아버님이 작고하셨다. 유학계의 마지막 거유가 사라진 것이다. 장례도 가족끼리 조용히 치르고 난 후에야 우리가 알게 되었다. 이 교수의 사부곡을 여기에 실어본다. 가장 품위 있는 죽음을 실천하신 고인의 대인다운 모습이 잘 그려져 있다.

<사부곡思父曲>

　아버님을 여의고 우리 가족들은 아버님이 직접 발품을 팔아 터를 잡고, 미리 벽오동을 심어 두었던 고향 선영에 당신을 모셨습니다. 이곳에 영면하면서 자손들을 굽어볼 것입니다. 1929년 생이니 망백望百을 넘어 사셨습니다. 지난해 봄에는 당신이 평생 써온 일기장을 바탕으로 발자취를 가족용 소박한 책으로 출간했습니다. 돌이켜 보면 당신의 운명을 미리 예감한 것인지도 모르겠습니다.

　실제 몇 달이 지난 후 소화가 잘되지 않는다고 입원한 후, 그 길로 3개월 시한부 삶을 선고받았습니다. 이 기간에 당신은 제일 먼저 몇 년째 요양 병원에서 의식을 놓고 계신 어머님을 찾아 '먼저 간다. 평생 따뜻한 밥해 주어서 그동안 참 고마웠다'라고 작별했습니다. 말이 없고 의식이 없으신 어머님도 눈물을 흘렸습니다. 부부의 연이 이렇게 연결되는 것을 보고 놀랐습니다. 그리곤 집으로 친구와 친지들을 불러 당신의 처지를 알리고 나름의 작별의식을 치렀습니다.

　서재에 흩어진 여러 자료도 손수 정리하셨습니다. 그리고 잘 따랐던 손자, 손녀들을 불러 봉투에 용돈을 쥐여주셨습니다. 핏줄들에게 주는 사랑이었을 것입니다. 자식들을 불러 모아서는

"항암 치료하지 마라, 연명 치료하지 마라"고 했습니다. 평생을 독서인, 고전연구, 종사를 돌보며 사셨고, 생의 마지막도 품위를 잃지 않으려는 것 같았습니다. 실제로 임종 직전까지도 대화가 가능할 정도였고, 현실과 꿈이 섞인 섬망이 오는 가운데에서도 병원 천장을 멍하니 바라보면서 필사적으로 기억을 되살리고자 했습니다. 아마 남아있는 가족과 먼저 떠난 부모님을 번갈아 떠올리는 것 같았습니다.

하관하고 봉분을 올린 산소 앞에서 삼우제를 올린 후, 거짓말같이 겨울비가 촉촉하게 산소를 적셨습니다. 그 옆에 아버님의 옷가지와 주머니에 꽂힌 볼펜을 함께 묻었습니다. 그리고 반길 사람 없는 적적한 아버님 서재에는 포스트잇을 붙인 낡은 책들, 손때 묻은 필기도구, 즐겨보던 백과사전, 수십 년 동안 써온 일기장, 날짜별로 기록해 둔 어머님의 병상일지들이 주인을 잃은 방안을 무겁게 누르고 있었습니다. 아버님은 70세가 넘어 배운 워드 프로세스를 이용해 여러 권의 책을 출판하셨습니다. 장성한 자식들을 번거롭게 할까 봐 『만세여정집萬歲餘情集』이라는 한 시집을 출판하실 때는 교열과 교정도 직접 하셨습니다. 그 컴퓨터를 켜보니 바탕화면에는 '사랑하는 며느리에게'라는 제목의 애절한 편지가 결론이 없이 끝나 있었습니다. 운신이 어려운 와중에서 필사적으로 시아버지의 마음을 전하고 싶었을 것으로 생각하니 먹먹할 뿐이었습니다.

평생 평범한 가정을 일구시면서 아버지는 어깨에 놓인 무거운 짐을 내색하지 않았습니다. 한 생애가 이렇게 저물어 갑니다. 많은 사람들이 손을 잡아주고 마음을 나눠주며 위로해 주셨습니다만, 고자孤子가 된 저희들은 불효가 막심하게 밀려옵니다. 다행히 종중의 유림들은 긴급히 총회를 열고 아버님을 사표師表로 삼겠다고 하고, 신위神位를 학생부군學生府君에서 선생부군先生府君으로 쓰기로 결정했습니다. 그러나 저희들에게는 북한산 계곡에서 물놀이 하던, 광화문 국제극장에서 '미드웨이' 영화를 보고 명동 칼국수를 사주시던, 엄하면서도 자애로운 아버지로 오래 기억될 뿐입니다. 언제나 하늘에서 굽어 살펴줄 것이라 믿습니다. 이제 설날이 오면 더는 '손에서 책을 놓지마라手不釋券', '무실務實하라', '물러나 앉을 줄 알아야 한다半日靜坐' 자식들의 부족함을 일깨워주고 덕담을 해줄 아버님의 부재를 더욱 절절이 느낄 것입니다.

이 글을 쓰는 컴퓨터 자판 위에도 하염없이 눈물이 떨어집니다. 의료인의 귀감으로 헌신적으로 보살펴 준 한양의대 이항락 교수님, 아버님 가는 길에 함께 손을 잡아주고 곁을 내주신 분들, 이국에서도 위로를 전하셨던 분들, 이렇게 보낼 수는 없다고 노제에서 엎드려 울면서 아버님을 사모했던 모든 분들께 감사의 인사를 드립니다.

2021년 1월 22일

熙秀, 熙在, 熙玉, 敏熙 올림

우리 모두가 초고령 사회를 어떻게 맞아야 할 것인가, 모범 답안이라 소개했다. 요즘 우리는 뜻있는 사람들이 모여 '아름다운 마무리'를 위한 민간 운동을 기획하고 있다. 누구도 원치 않는 연명 치료를 중단할 수 있는 법 제도를 개선해야겠다는 게 그 첫걸음이다. 여기에는 20여 분의 국회의원도 참여하고 있다. 멀지 않은 장래에 법 제도가 마련되기를 바라고 있다.

미래사회는 초고령 사회가 될 것은 불 보듯 뻔하다. 우리 한국은 세계에서 제일 빠른 속도로 초고령 사회로 진입하고 있다. 세계 최장수국인 이웃 나라 일본을 앞질러 가고 있다. 미래의 통합의료는 의료라는 좁은 테두리를 벗어나 우리의 전통문화나 생활 철학, 가치관 등 다양한 분야의 연구도 함께 되어야 함을 시사하고 있다. 장례 문화도 많이 바뀌었다. 이젠 화장 문화가 정착된 것 같다. 이러한 추세는 통합의료 분야에도 안락사 문제를 비롯해 사회 문화적 분야에 이르기까지 폭넓은 담론이 필요하게 되었다.

환자 중심의 의료로 가는 길

지금 한국 의료계에 절실히 요구되는 것은 환자 중심의 의료이다. 다행히도 최근엔 전인적, 대체의료 등을 흔히 들을 수 있게 되었다. 그만큼 소비자인 환자의 의식이 많이 깨어났다는 것을 말한다. 특히 각종 대중 매체에서 전통의학은 물론이고 각종 대체의료까지 풍부한 정보를 제공함으로써 이 불황에도 건강 산업은 호황을 누리고 있다. 기업이나 대학 연구의 주제도 결국 헬스 케어Health Care에 연구비가 집중적으로 투자되는 등 미래 사회엔 '건강'이라는 이슈가 얼마나 뜨겁게 부상되고 있는지가 눈에 보인다. 건강에 대한 이런 국민적 관심도가 높아진 배경에는 현재의 한국 의료 체계에 대한 환자의 불만이 깔려 있다.

첫째, 서양의학만으로는 충분한 치료 효과를 얻을 수 없다는 불신과 불만. 둘째, 만성병이나 생활습관병, 그리고 미병未病 단계의 대응. 셋째, 의료비 상승 등의 요인이 작용하고 있다. 거기다 '3시간 대기, 3분 진료'라는 오명도 한몫한다. 국민건강보험은 공적인 메리트가 있음은 확실하지만, 진료 제공자인 병원 측 사정이나 소비자의 불만이 만만치 않다.

특히 지금까지의 근대 서양의학은 고도의 검사나 치료 기술을 무기로 다양한 질병을 극복하고 인류 사회에 대단한 공헌을 한 사실을 누구도 부인할 수 없다. 그러나 감염 등이나 만성 질환이 지속해서 증가하면서 고혈압, 당뇨병, 암 등은 물론이고 스트레스로 인한 심신 양면에 걸친 요인에는 무력함이 노증되고 있다. 지금까지의 요소 환원주의나 심신이원론을 바탕으로 한 의료에는 한계가 있다는 것을 환자도 이해하기 시작했다. 거기다 가치관도 다양해지고 질병 발생의 환경적 요인도 복잡해지면서 새로운 의학적 대응이 불가피하게 되었다.

우리가 이 시점에서 통합의료를 제창하는 것도 이런 시대적 배경 때문이다. 현재 필자가 운영하는 힐리언스 선마을의 자연 의학 생활습관 개선을 위한 시설은 결국 통합의료로 가는 중간 단계다. 1차 예방은 물론이고 2차, 3차 예방까지 최근에 코로나 사태 이후 면역 프로그램이 주류를 이루고 있다. 이를 위해 선마을 스태프에게 무엇보다 필요한 것은 시대적 요구에 부응하는 의료 철학의 정립이다. 불행히도 필자를 필두로 누구도 이에 대해 걱정을 하는 사람은 없다.

서양의학은 ─ 여러 번 언급되었지만 ─ 19세기 초, 물리학과 화학의 발달로 의학 영역에서도 과학성만 중시되어왔다. 소위 생물의학적 의료가 주류가 되었다. 문제는 의료의 대상이 살아 있는 사람이라는 사실이다. 따라서 각 개인의 가치관이나 우주관, 인간학의 요소는 필연적으로 제기될 수밖에 없다. 힐리언스의 일차적 소임은 교육이다. 스태프는 물론이고 고객 개개인의 의식 개혁이 무엇보다 선행되어야 한다. 딱하게도 한국 환자는 첫째, 예방에 대한 개념이 희박하다. 무엇을 믿고 저러는지 내가 보기에는 아슬아슬하다. 그러나 우리의 낙천성은 '설마 내가?' 하고 그냥 생활하게 된다. 그러다 어느 날 덜컥 병원에 가야 할 지경에 이른다. 그리곤 모든 것은 의사에게 맡기고 자기는 진찰대에 누워 처분만 기다린다. '알아서 해주겠지.' 하고 아주 수동적이고 무능한 사람이 된다.

앞으로의 시대는 의료 체계에 새로운 복병들이 나타날 것이다. 유전자 조작, 인간 게놈 분석, 유전자 치료, 뇌사와 장기이식, 초고령자의 말기 케어, 존엄사 등 생명에 대한 개인의 가치 판단, 윤리적 결단을 해야 할 시점이 올 것이다. 서구 사회는 소위 생명윤리학Bioethics이 활발하게 논의되고 있지만 우리는 아직 장기, 시체 기증도 잘 이뤄지지 않고 있다. 문제는 이런 복잡한 문제들에 대한 환자 개개인의 의식 개혁이다. 모든 것은 의사가 알아서 해주겠지 이런 안이한 생각은 금물이다. 보험 적용 의료 기관에선 화학약품 중심의 치료 의학뿐이며 통합의료가 되는 병원은 그리 많지 않다. 없다는 게 정확한 표현일지도 모른다. 많은 생활습관병은 환자 스스로 관리를 잘못해 생기는 병이므로 고치는 사람 역시 의사가 아닌 환자 자신이다. 의사는 검사하고 어떻게 하는 게 좋겠다고 지시만 할 뿐, 실제 치료하는 사람은 환자 자신임을 잊어선 안 된다.

우리 한국 의료계는 한의학이 제도적으로 따로 독립되어 있어서 독자적인 발전이 잘 되어가고 있다. 그러나 한편으론 이것이 오히려 통합의료를 방해하는 요인으로 작용하고 있다. 최근엔 양한방을 겸임하는 의사도 많고 양한방 진료를 병행하는 병원도 많이 생겼으며 통합의료원이 정식으로 개설된 곳도 있다.

이런 병원 시설이나 통합 팀을 이루기 위해선 서로의 전문성을 존중하고 열린 사람이 되어야 한다. 진료의 특성상 의사가 팀장이 되어야겠지만 그의 고매한 인품이 선행되어야 한다.

우리 선마을도 통합의료로 가는 길을 위한 교육을 여러 차례 실시했으며 앞으로도 '통합의료 학교'도 체계적으로 운영해볼 생각이다. 한국형 통합의료 교육 프로그램 구축과 인재 양성 배출이 목표다. 그러기 위해선 모두가 전문과 공부를 열심히 해야 한다. 필자는 그런 목적으로 100여 권의 책을 출간하고 있다. 무엇보다 국민 개개인의 의식 개혁을 위해서다.

통합의료, 치유의 시작점에서

통합의료라고 하면 많은 일반인에게 낯선 이야기로 들릴 수 있습니다. 심지어 의료 분야 종사자들에게도 정확히 그것이 무엇인지 이해를 못 하는 분들도 적잖이 있을 것입니다. 지금까지의 흐름은 근대 서양의학이 주류 의학이고 나머지는 대체의학으로 취급되어 온 게 사실입니다. 다행히 한국은 한의과 대학이 정식으로 제도권에 들어서게 되면서 독자적으로 발전되어 왔습니다. 일견해서 동서 의학이 만남으로서 통합의료가 이뤄진 것처럼 보이지만 실상은 그렇지 않습니다. 서로의 권위 의식, 심지어 밥그릇 싸움이라는 비아냥도 있었듯이 통합에의 길은 아직 요원하단 생각이 들 때도 있고 한의학이 독립함으로써 오히려 통합에 장애가 되는 건 아닌가 하는 생각이 들기도 합니다.

바야흐로 세계 의학의 조류는 통합의료 쪽으로 가고 있습니다. 과학이라는 이름을 바탕으로 시작된 소위 근대 서양의학은 200년 남짓한 역사를 갖고 있습니다. 어느 나라든 서양의학이 도입되기 이전엔 각기 그 나라의 문화적 특성에 따라 그 나라 고유의 전통 의학이 오랜 세월 있어왔습니다. 최근 압도적인 근대 서양의학의 위력에 뒷전으로 밀려나긴 했지만, 가정마다 전통의학의 잔재는 대체의료란 이름으로 계속됐습니다. 차츰 서양의학의 한계점이 드러나면서 조심스럽게 대체의료가 진행되고 있는 게 세계적인 현상입니다. 마침내 최근엔 동서 의학을 병용하는 통합의료 체재로 되어가고 있습니다.

우리가 본서의 첫 장에 '배운 대로 해보니'라는 전제하에 동서 의학을 각각 전공한 의사가 전공대로 해보니 많은 문제점과 한계에 부딪히게 된다는 것을 고백하고 있습니다. 전공 분야의 장단점을 보완, 통합해야 할 필요성이 자연스레 등장하게 됩니다. 그렇게 함으로써 좀 더 바람직한 환자 본위의 종합적인 의료를 목적으로 하는 통합의료가 필연적으로 등장할 수밖에 없게 됩니다.

과학 기술의 선두 주자이며 현대 서양의 발전 모델이었던 미국에도 의과대학 교육에서부터 연구와 정책 개발에 이르기까지 통합의료에 대한 열의가 대단합니다. 통합의료에의 이런 움직임은 가히 세계적 추세입니다. 미래 의학은 통합의료입니다. 그러기 위해선 그간 저자들의 임상 경험에 비추어 몇 가지 유념 사항이 있습니다.

첫째, 자기 전공 분야만을 고집하는 편향적 태도를 버려야 합니다. 열린 마음으로 다른 분야도 존중하는 자세가 되어야 합니다.

둘째, 환자 중심의 의료 체제가 갖춰져야 합니다. 의료진도 물론이고 환자 측에서도 '의사가 알아서 해주겠지.'하는 수동적인 자세는 바뀌어야 합니다.

셋째, 어떤 의사도 혼자 이 방대한 의학 분야를 다 공부할 순 없습니다. 따라서 각 전공 분야가 협동하여 의료 정보나 연구 성적 등을 공유하는 자세가 필요합니다.

통합의료는 미래 의료가 아니라 이미 시작된 현재의 의료라는 생각이 듭니다. 미래 의학 연구를 주제로 하고 통합의료 빌리지를 산속에 설립, 시행하고 있는 조병식 원장이 마무리 글을 써주신 점 감사합니다.

통합의료의 선구자인 미국 애리조나 대학의 앤드류 와일 박사, 그리고 이웃 일본의 권위적이고 경직된 의료 분위기를 통합의료 지향으로 추진하고 있는 오비쓰 요이치, 아쓰마 가츠히코, 그리고 통합의료 빌리지를 일본 최초로 개원하여 실시하고 있는 야마모토 다쓰다카님의 체험기도 큰 도움이 되었습니다. 감사합니다.

우리 생활 주변 어느 하나 의료적이지 않은 것이 없습니다. 따라서 통합의료는 참으로 광범위한 영역을 다루지 않으면 안 됩니다. 확실한 연구와 검증이 미처 안 된 분야도 많아서 난립이 되고 있습니다. 이를 정리하는 의미에서 통합의료란 제하에 쓰긴 했습니다만 솔직히 두려움이 앞섭니다. 통합의료라는 거대한 문제를 다룬다는 게 빙산의 일각을 건드린 데 불과하단 생각을 자성하고 있습니다. 그러나 통합의료라는 미래 의료에 도전하려는 독자에게 하나의 공부 모델이 되었으면 하는 바람입니다.

끝으로 원고 수정에서 편집까지 신동윤 연구원의 노고를 잊을 수 없습니다. 출판을 맡아주신 다온북스에도 감사합니다.

이시형, 선재광

참고 문헌

- 《치유하는 마음, 낫는 힘(癒す心 治る力)》(국내 번역본 : 앤드류 와일 저, 김옥분 역, 《자연치유》, 정신세계사)

- 《대체의료 가이드북(代替医療ガイドブック)》(배리 R. 카실레스 저, 아사다 기미코, 하세가와 준시 역, 춘추사)

- 《자신을 지키는 환자학(患者學)》(아쓰미 가즈히코 저, PHP연구소)

- 《유방암 전서》(후쿠다 마모루 편저, 법연)

- 《얼터너티브 메디신》 Vol.5 특별 기고 '성마리안나의과대학에서의 대체의료 교육의 실천과 미래' (야마모토 다쓰타카, 요시다 가쓰미, 엔터프라이즈 주식회사)

- 《아로마테라피학(學) 잡지》 Vol.1 총설 '의과대학에서의 대체의료 교육과 아로마테라피'(야마모토 다쓰타카, 요시다 가쓰미, 일본아로마테라피 협회)

- 《생활습관병 예방 지도사》 교재5 '대체의료 이용 방법의 지도'(요시다 가쓰미, 야마모토 다쓰타카, 일본건강교육센터)

- 《HEAL 치유》 켈리 누넌 고어스, 샨티

- 《에너지 의학》 제임스 오스만, 한솔

- 《양자의학》 강길전·홍달수, 들음새김

- 《동아시아 의학의 전통과 근대》이종찬, 문학과지성사

- 《위대한 자연요법》김용웅, 토트

- 《대체의학》이사도르 로젠펠드, 김영사

- 《치유의 예술을 찾아서》버나드 라운, 몸과 마음

- 《의학의 과학적 한계》에드워드 골럽, 몸과 마음

- 통합의료 빌리지 홈페이지
  http://im-village.com/

- 애리조나대학교 통합의료 프로그램 문의처
  http://integrativemedicine.arizona.edu/

- 애리조나대학교 홈페이지
  http://www.arizona.edu/

통합의료

초판 1쇄 발행 2022년 3월 11일

지은이 이시형·선재광
발행인 곽철식
펴낸곳 다온북스

디자인 강수진
인쇄 영신사

출판등록 2011년 8월 18일 제311-2011-44호
주소 서울 마포구 토정로 222, 한국출판콘텐츠센터 313호
전화 02-332-4972 팩스 02-332-4872
전자우편 daonb@naver.com

ISBN 979-11-90149-74-7 13510